Liliane Pélagie Mvukap Lemegne
Almoustapha Maiga
Jean Testa

Charge Virale du VIH chez les patients sous ARV à Bamako dans ESOPE

Liliane Pélagie Mvukap Lemegne
Almoustapha Maiga
Jean Testa

Charge Virale du VIH chez les patients sous ARV à Bamako dans ESOPE

Analyse des Résultats de Charges Virales dans la base de données ESOPE des patients VIH+ sous traitement au Mal

Presses Académiques Francophones

Impressum / Mentions légales

Bibliografische Information der Deutschen Nationalbibliothek: Die Deutsche Nationalbibliothek verzeichnet diese Publikation in der Deutschen Nationalbibliografie; detaillierte bibliografische Daten sind im Internet über http://dnb.d-nb.de abrufbar.

Alle in diesem Buch genannten Marken und Produktnamen unterliegen warenzeichen-, marken- oder patentrechtlichem Schutz bzw. sind Warenzeichen oder eingetragene Warenzeichen der jeweiligen Inhaber. Die Wiedergabe von Marken, Produktnamen, Gebrauchsnamen, Handelsnamen, Warenbezeichnungen u.s.w. in diesem Werk berechtigt auch ohne besondere Kennzeichnung nicht zu der Annahme, dass solche Namen im Sinne der Warenzeichen- und Markenschutzgesetzgebung als frei zu betrachten wären und daher von jedermann benutzt werden dürften.

Information bibliographique publiée par la Deutsche Nationalbibliothek: La Deutsche Nationalbibliothek inscrit cette publication à la Deutsche Nationalbibliografie; des données bibliographiques détaillées sont disponibles sur internet à l'adresse http://dnb.d-nb.de.

Toutes marques et noms de produits mentionnés dans ce livre demeurent sous la protection des marques, des marques déposées et des brevets, et sont des marques ou des marques déposées de leurs détenteurs respectifs. L'utilisation des marques, noms de produits, noms communs, noms commerciaux, descriptions de produits, etc, même sans qu'ils soient mentionnés de façon particulière dans ce livre ne signifie en aucune façon que ces noms peuvent être utilisés sans restriction à l'égard de la législation pour la protection des marques et des marques déposées et pourraient donc être utilisés par quiconque.

Coverbild / Photo de couverture: www.ingimage.com

Verlag / Editeur:
Presses Académiques Francophones
ist ein Imprint der / est une marque déposée de
AV Akademikerverlag GmbH & Co. KG
Heinrich-Böcking-Str. 6-8, 66121 Saarbrücken, Deutschland / Allemagne
Email: info@presses-academiques.com

Herstellung: siehe letzte Seite /
Impression: voir la dernière page
ISBN: 978-3-8381-7131-9

DEDICACES ET REMERCIEMENTS

Je dédie ce livre :

A mes parents chéris ALBERT ET PAULINE LEMEGNE

Il n'existe pas de mots dans le dictionnaire qui puisse vous qualifier, vous êtes les parents les plus merveilleux qu'ils puissent exister sur cette terre, pour tout l'amour dont vous nous comblez mes frères et moi, pour la bonne éducation que vous nous avez donnée, pour tous les sacrifices consentis, pour toutes les prières et les encouragements, je vous dis infiniment merci. Puisse le Seigneur me permettre de vous le rendre infiniment. Ce travail est le vôtre et j'espère que vous êtes fier de moi. Je vous aime

A mon petit frère : feu KOPNANG LEMEGNE FRIDOLIN MELCHIOR

Ce travail est le tient, c'est pour toi que j'ai toujours voulu faire ce métier pour pourvoir m'occuper et prendre soin de toi vu que tu étais différent, mais tu es parti trop tôt pour voir accomplir ce rêve, j'espère juste que de là où tu es, tu es fier de ta grande sœur. C'est en pensant à toi tous les jours que j'ai trouvé la force de tenir et de traverser toutes ces difficultés, que ton âme repose en paix et saches que tu seras toujours dans nos cœur.

A mes autres frères et sœurs : EDMOND, LINE, ALEX et DINA LEMEGNE

Je vous dédie ce livre en reconnaissance de votre amour, de votre soutien moral, de vos prières, de vos encouragements pendant ces longues années où vous avez été présents pour moi à chaque fois que c'était nécessaire à m'encourager et me motiver bien que je sois la plus grande, j'espère juste avoir montré le bon exemple à suivre. Puisse DIEU nous garder toujours unis et vous accorder tout le bonheur et la réussite que vous méritez. Je vous aime

REMERCIEMENTS

A la famille KAMGA en particulier Mr KAMGA et son épouse feu KAMGA JACQUELINE.

A tous mes amis (es), en particulier le Dr Judith Laure Bazechouin, Dr Dorvale Kwabong, Mr Yves Hermann ESSOH

Le Professeur Jean Testa : Merci pour l'accueil, les encouragements et le soutien moral tout le long de ce travail. Recevez toute ma gratitude.

Au Dr Almoustapha MAIGA : je n'aurais pas pu finaliser ce livre sans votre aide et vous encouragements. Recevez toute ma gratitude.

A Tout le personnel du CESAC de Bamako : Merci pour la qualité de l'accueil que vous m'aviez réservée et pour votre gentillesse. Je garde de vous tous et toutes le souvenir du sens du partage et de l'hospitalité. Soyez rassurés de ma profonde gratitude.

A M Etienne Algimane, Dr Tékété et Tout le personnel du laboratoire ALGI : Merci pour votre accueil, votre collaboration et disponibilité.

A tout les PVVIH : La lutte continue.

SOMMAIRE

Abréviations

3TC : Lamivudine

ABC : Abacavir

ADN : Acide Désoxyribonucléique

AEG : Altération de l'Etat Général

AES : Accident d'Exposition au Sang

AgHBs : Antigène de surface du virus de l'hépatite B

ANRS : Agence Nationale de Recherche sur le SIDA

AntiVHC : Anticorps du virus de l'hépatite C

ARCAD : Association de recherche, de communication et d'accompagnement à domicile des PVVIH

ARN : Acide Ribonucléique

ARV : Antirétroviraux

AZT : Zidovudine

BMI : Body Mass Index

CAOE : Centre d'Accueil et d'Orientation des Enfants

CCR5 : Cystéine en position non homozygote

CD4: Cluster of différentiation 4

CD8: Cluster of différentiation 8

CESAC : Centre d'Ecoute de Soins, d'Animation et de Conseil

CRFs : Circulating Recombinaison Forms

CV : Charge Virale

CVi : Charge Virale Indétectable

CVe : Charge Virale Elevée

CXCR4 : Cystéine en position homozygote

D4T : Stavudine

DDI : Didanosine

EDS : Enquête démographique et de santé

EDSM : Enquête démographique et santé du Mali

EDTA : Ethylene Diamine Tetracetique Acide

EFV : Efavirenz

EMC : Emtricitabine

ESOPE : Evaluation et Suivi Opérationnel des Programmes d'Esther

ESTHER : **E**nsemble pour une **S**olidarité **T**hérapeutique **H**ospitalière **E**n **R**éseau

FSTI : **F**ond de **S**olidarité **T**hérapeutique **I**nternational

IDV : **I**ndinavir

IMAARV : **I**nitiative **M**alienne d'**A**ccès **A**ux **A**ntirétroviraux

INNRT : **I**nhibiteur **N**on **N**ucléosidique de la **T**ranscriptase **I**nverse

INRSP : **I**nstitut **N**ational de **R**echerche en **S**anté **P**ublique

INRT : **I**nhibiteur **N**ucléosidique de la **T**ranscriptase **I**nverse

IO : **I**nfection **O**pportunistes

IP : **I**nhibiteur **p**rotéase

IST : **I**nfection **S**exuellement **T**ransmissible

NFS : **N**umération **F**ormule **S**anguine

NFV : **N**elfinavir

NVP : **N**évirapine

ONUSIDA : Programme Commun des Nations Unies pour le SIDA

PCR : **P**olymérase **C**hain **R**éaction

PEC : **P**rise **E**n **C**harge

PTME : **P**révention de la **T**ransmission de la **M**ère à l'**E**nfant

PVVIH : **P**ersonne **V**ivant avec le **V**irus de l'**I**mmunodéficience **H**umaine

RTV : Ritonavir

SEREFO : Unité d'épidémiologie moléculaire de la résistance du VIH aux ARV

SIDA : **S**yndrome d'**I**mmunodéficience **A**cquise

SIV : **S**imian **I**mmunodéficiency **V**irus

SOLTHIS : **S**olidarité **T**hérapeutique et **I**nitiative contro-**S**ida

SQV : **S**aquinavir

TDF : **T**énofovir

USAC : **U**nité de **S**oins d'**A**ccompagnement et de **C**onseil

VIH : **V**irus de l'**I**mmunodéficience **H**umaine

1 Introduction

Après plus d'une trentaine d'année de lutte contre le syndrome de l'immunodéficience humaine (VIH /SIDA), l'infection due aux virus (VIH-1/VIH-2) constitue de nos jours un problème mondial de santé publique, et leurs conséquences socioéconomiques sont de plus en plus préoccupantes [1]. Après plus de vingt ans de diffusion du VIH dans le monde, la pandémie de VIH/SIDA n'est pas à son apogée, loin de là et les estimations d'un doublement du nombre de contaminations dans les cinq à dix années à venir placent d'emblée cette épidémie comme une des plus graves maladies infectieuses et l'un des plus difficiles défis du XXIe siècle. Les pays en développement les plus touchés sont les plus pauvres et le SIDA va induire une régression de l'espérance, inhibant tous les efforts portés ces trente dernières années. L'accès aux traitements constitue un enjeu majeur que les pays riches ne peuvent sous-estimer. Les recherches fondamentales, cliniques et thérapeutiques menées dans des pays comme la France constituent désormais un enjeu de politique internationale. Parmi les cas de SIDA, la proportion de sujets originaires d'un pays d'Afrique sub-saharienne est en constante augmentation. La complexité de cette infection est liée à de nombreux éléments impliquant particulièrement la très grande diversité génétique des VIH et leur mécanisme spécifique d'infection et de destruction du système immunitaire.

En 2009, le nombre de personnes vivant avec le VIH/SIDA dans le monde selon l'OMS était estimé environ à 33,3 millions, avec 2,6 millions de nouveaux cas d'infections [1]. L'Afrique subsaharienne paye un lourd tribut à la maladie avec 22,5 millions de personnes vivant avec le VIH, soit 68% du total mondial, et 1,7 million de nouveaux cas d'infections [4]. Selon les résultats de l'EDSM-IV, le taux de l'infection au Mali est de 1,3% dans la population générale [3]. Son émergence a bouleversé les structures sanitaires partout dans le monde, et plus particulièrement dans les régions défavorisées. Bien que les modes de transmission et leurs préventions aient été établis, le SIDA continue de progresser de façon significative à travers le monde et touche toutes les classes sociales : hommes, femmes et enfants.

Découvert en 1981, le syndrome d'immunodéficience acquise (SIDA) est un stade avancé de l'infection par le virus de l'immunodéficience humaine, c'est une maladie infectieuse d'origine virale causée par le virus de l'immunodéficience humaine (VIH) se traduisant par un déficit majeur de l'immunité. Devant l'émergence des cas de VIH/SIDA au Mali (1,3%) **[3]**, le gouvernement en commun accord avec les partenaires au développement a décidé de mettre sur pied un programme destiné à favoriser l'accès des Antirétroviraux (ARV) aux malades du SIDA afin d'améliorer leur qualité de vie. Ce programme a pris donc le nom d'IMAARV (Initiative Malienne d'Accès aux Antirétroviraux) et devint une réalité en Novembre 2001 **[2]**.

Les progrès réalisés au cours de ces dernières années ont apporté une réduction spectaculaire de la morbidité et de la mortalité de l'infection, la faisant passer à une infection chronique **[1]**. Ces progrès constituent la thérapeutique, l'accès à des combinaisons faciles à prendre, la biologie et en particulier la charge virale plasmatique.

La charge virale (CV) est la quantité du virus qui se trouve dans le sang. Plus il y a du virus dans le sang, plus les CD4 disparaissent rapidement et plus il y a risque de développer des infections opportunistes **[5]**. La CV évalue le nombre de particules de VIH dans un échantillon de sang, et le but est de chercher l'ARN viral plasmatique **[5].** Elle donne une indication sur le niveau de réplication du virus dans l'organisme, elle permet également le suivi des personnes infectées, traitées ou non, mais aussi de vérifier l'efficacité du traitement antirétroviral. Dans la surveillance des personnes traitées par les Antirétroviraux, la mesure de la charge virale permet d'apprécier l'effet antirétroviral du traitement administré et de détecter les situations d'échecs virologiques.

La CV est disponible au Mali depuis 2004, mais régulièrement faite depuis environ 4 ans. Sa disponibilité a été d'un grand apport dans la prise en charge des personnes vivant avec le VIH, il faut cependant souligner qu' elle n' est réalisable que dans un nombre assez réduit de laboratoires à savoir ALGI qui réalise environ 90%, MERIEUX , INRSP, POINT G, SIKASSO, et SEREFO. A notre connaissance, aucun travail n'a encore procédé à l'analyse de la charge virale du VIH/SIDA chez les patients sous traitement ARV au

CESAC de Bamako, et compte tenu de l'importance de celle-ci dans le suivi des patients infectés par le VIH, nous avons initié ce travail.

2 Objectifs

2.1.1 Objectif général

Etudier la charge virale plasmatique du VIH chez les patients sous traitement antirétroviral au CESAC de Bamako

2.1.2 Objectifs spécifiques

- Mettre à jour la base de données ESOPE du CESAC à partir des données du laboratoire ALGI ;
- Décrire la cohorte des PvVIH sous traitement ARV et ayant bénéficié d'un suivi biologique par charge virale ;
- Analyser les charges virales plasmatiques chez les patients sous traitement ARV.

3 Généralités

3.1.1 Généralité sur le VIH

3.1.2 Définition de l'infection par le VIH

Le syndrome de l'immunodéficience acquise (SIDA) est une maladie infectieuse d'origine virale provoquée par un virus spécifique humain de la famille des retroviredae appartenant au genre lentivirus ou virus à évolution lente qui porte le nom de VIH (virus de l'immunodéficience humaine) [12].

3.1.3 Aperçu épidémiologique du VIH/SIDA

Selon le rapport 2009 de l'ONUSIDA, on estime à environ 33,4 millions le nombre de personnes infectées par le VIH dans le monde dont 2,7 millions de nouveaux cas au cours de l'année 2008, le virus du SIDA infecte plus de 6000 personnes, 6 jeunes de moins de 25ans chaque minute indépendamment des familles et du niveau de vie sociale. L'Afrique subsaharienne reste la région la plus touchée, suivie de l'Asie du sud. En Afrique, la prévalence de l'infection dans la population est supérieure à 20% %(entre 15 à 35% en fonction des pays). 75% des décès liés au virus surviennent dans cette région par défaut de prise en charge. L'infection par le VIH touche toutes les couches sociales et tous les âges, mais la tranche d'âge de 15 à 49 ans est la plus atteinte (87%).Les femmes représentent la moitié de tous les PVVIH dans le monde et plus de 60% des infections à VIH en Afrique subsaharienne. Au cours des 10 dernières années, la proportion des femmes parmi les PVVIH est restée stable à l'échelle mondiale, mais a augmenté dans de nombreuses régions. En 2007 plus des trois quarts de décès dus au VIH /SIDA dans le monde se sont produits en Afrique subsaharienne.

3.1.4 Rappel historique du VIH

Découvert en 1981 chez des sujets homosexuels américains, le SIDA a rapidement été considéré comme une maladie virale transmissible par voie sanguine et sexuelle. Dés cette époque les pneumonies à *Pneumoniae jiroveci* puis la maladie de Kaposi observée chez les patients étaient corrélées à un déficit immunitaire profond.

En 1982 le centre de surveillance des maladies infectieuses des Etats Unis d'Amérique définit le SIDA comme étant une maladie évoquant une atteinte de l'immunité à médiation cellulaire liés à certaines maladies.

En 1983 le premier virus de l'immunodéficience humaine VIH a été isolé par l'équipe du professeur LUC MONTAGNIER de l'institut pasteur à Paris

En 1986 la notion de variabilité du VIH était évoquée par l'analyse du virus isolée de différents patients. C'est ainsi qu'un virus apparenté au premier mais génétiquement distinct a été découvert chez des patients originaires d'Afrique de l'Ouest et malade de SIDA. Ces virus de la famille des rétrovirus furent alors dénommés VIH1 et VIH2.

3.1.5 Classification du virus

Les rétrovirus constituent une famille de virus bien particulière que l'on peut classer en fonction de leur morphologie et de leurs propriétés biologiques ; ce sont des virus à ARN de haut poids moléculaire qui ont la possibilité de traduire leur ARN en ADN grâce a une enzyme : **la transcriptase inverse.**il existe trois sous groupes de rétrovirus :

Les Oncovirus : Qui sont capables de provoquer une transformation cancéreuse de cellules infectées, ils ont donc un pouvoir oncogène. Ils sont responsables de leucémies aigues ; de lymphomes et de sarcomes chez un grand nombre d'espèces animals (chat, poule, singe, souris, etc.)

Les Lentivirus : n'ont pas de potentiels cancérigènes mais sont cytotoxiques. L'évolution de la pathologie liée à ces virus est souvent très lente. Ils ont la propriété de détruire les cellules qu'ils infectent selon un processus relativement lent : c'est le groupe d'appartenance du VIH1 plus répandu en Europe, Amérique, Asie, Afrique centrale et orientale; du VIH2 présent surtout en Afrique de l'ouest et du SIV (Simian immunodeficiency Virus) qui est responsable du SIDA chez le singe.

Le VIH1 est constitué de trois groupes :

*Le groupe M : MAJOR constitué de 8 sous types de A à H et des CRFs : circulating recombinaison forms

*Le groupe O : outher

*Le groupe N : groupe non M et non O

*Le groupe P depuis 2009 : Plantier et al en 2010

Le VIH2 est constitué de 5 sous types de A à E

Les Spumavirus : qui entraînent une dégénérescence des cultures cellulaires. Ils ne sont jusqu'à présent associés à aucune pathologie connue chez l'homme et chez l'animal.

3.1.6 Structure du VIH

Le VIH a une forme plus ou moins sphérique d'environ 120 nm de diamètre. Il est constitué d'une chaîne d'ARN (son génome) à laquelle est associée la transcriptase inverse et entourée de plusieurs protéines qui se condensent autour d'elle pour former la capside. L'ensemble est situé dans une enveloppe formée d'une protéine spécifique du virus, insérée dans une couche de lipides qui constitue la membrane du virus. Le génome viral, c'est-à-dire la molécule d'ARN qui contient l'information génétique nécessaire à la synthèse des protéines virales est constituée de 9200 nucléotides. Le génome viral est constitué de 3 principales régions appelées Gag, Pol et Env.

*La région Gag : **antigènes** : il s'agit de gènes codant pour les protéines de la nucléocapside.

*La région Pol : **polymérase** : comporte les gènes codant pour les enzymes comme la transcriptase inverse, la protéase et l'intégrase.

*La région Env. : **enveloppe** : contient les gènes codant pour les protéines de surfaces du virion (gp 41, gp120).

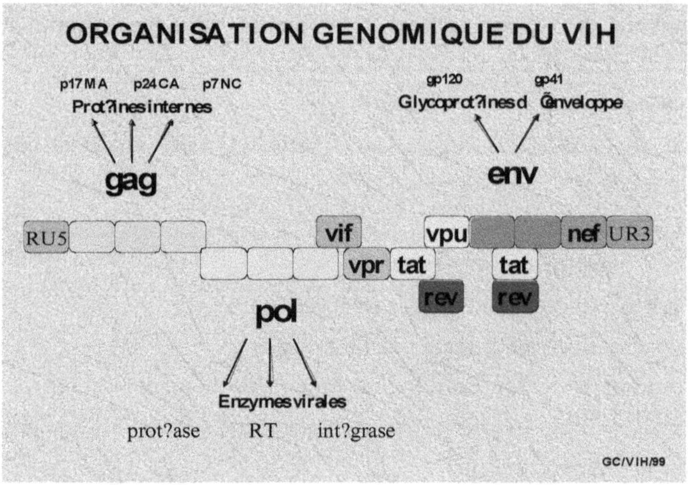

Figure 1 : Organisation génomique du VIH : (GUISLAIN CARCELAIN VIH 99)

Le gp 41 est transmembranaire et gp120 est fixée chimiquement à elle. Bien que sa fonction de reconnaissance du lymphocyte CD4+ soit essentielle pour l'infection virale, la gp120 possède cinq zones hypervariables.

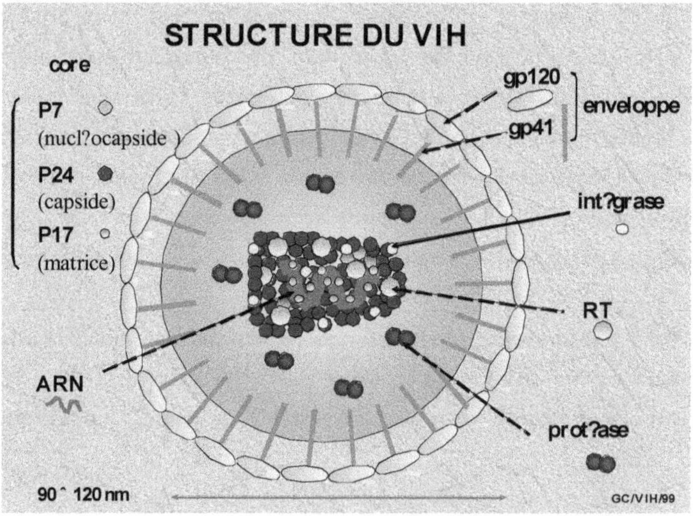

Figure 2 : Structure du VIH : GUISLAIN CARCELAIN VIH 99

3.1.7Caractère et niche écologique

Comme tout virus enveloppé, le VIH est un virus fragile qui meurt en quelques minutes seulement en dehors du sang de l'organisme. Il est sensible aux solvants des lipides et aux détergents (1% Triton X100, 0,5 % désoxydation de sodium) à la chaleur puisqu'il est inactivé par chauffage à 56° C pendant 30 minutes. Le virus VIH est également inactivé en 5 minutes par l'hypochlorite de sodium à 0,2 %, l'éthanol à 70 %, le glutaraldéhyde à 0,2% **[16]**.

Il est présent à forte concentration dans le sang, le sperme, les sécrétions vaginales, les tissus nerveux, les ganglions lymphatiques, le liquide céphalo-rachidien, le lait maternel et à moyenne et faible concentration dans les urines, la salive, le liquide lacrymal **[13]**.

3.1.8. Physiopathologie de l'infection à VIH

3.1.8.1 Cibles et réservoir viral

Les cellules cibles principales sont les LT auxiliaires (helper) porteur du récepteur CD4+, à côté il y a d'autres cellules qui sont : les monocytes, les macrophages (réservoir viral), les cellules de Langherans (à la surface de la peau et des muqueuses) les cellules porteuses de la molécule CD4+, cellules de la microglie du système nerveux central, les cellules folliculaires dendritiques des ganglions, les cellules dendritiques du sang **[11]**. Le VIH peut cependant infecter les cellules ne possédant pas les molécules CD4 : Les astrocytes ; les cellules hématopoïétiques ; les myocytes et les hépatocytes.

3.1.8.2 Le cycle de multiplication du virus

Le cycle de **réplication** du VIH fait appel aux enzymes virales lui permettant de s'intégrer dans le génome des cellules cibles et de synthétiser de nouveaux virions. La multiplication se déroule de la même façon selon qu'il s'agisse du VIH-1 ou du VIH-2 même si elle est plus précoce pour le VIH-1 **[18]**. Elle se fait suivant les étapes suivantes :

* L'attachement du virus

C'est la première étape et elle correspond à l'entrée en contact du virus et de la cellule. Le virus de l'immunodéficience humaine infecte principalement les lymphocytes TCD4 car leur enveloppe peut s'attacher sur la molécule CD4 ; récepteur spécifique de ces virus. La structure d'attachement du VIH est la glycoprotéine de surface de l'enveloppe ; le GP120 qui est une protéine de 1200000 daltons et 120KDa de poids moléculaire. Il lui faut l'aide d'un deuxième récepteur le CCR5 ou CXCR4 (appelé corécepteur) pour la suite des événements.

* Pénétration du virus et transcription

L'entrée du virus à l'intérieur de la cellule se fait par fusion de l'enveloppe virale et de la membrane cytoplasmique de la cellule en une membrane unique. Cette fusion sera suivie de lyse par formation d'un pore qui s'élargit et laisse passer la capside dans le cytoplasme.

Une fois entrer dans la cellule ; l'acide ribonucléique : ARN viral monocaténaire va être retrotranscrit dans le cytoplasme en acide désoxyribonucléique : ADN par la transcriptase inverse virale. Cette dernière dégrade l'ARN viral puis copie l'ADN viral monocaténaire en ADN double brin qui passe dans le noyau de la cellule

* L'intégration et la traduction

C'est l'intégration de l'ADN pro viral dans l'ADN cellulaire à l'aide de l'intégrase virale, l'ADN chromosomique est clivé et l'ADN viral s'intègre dans cet ADN chromosomique au sein du noyau de la cellule infectée sous le nom d'ADN pro viral. Une fois intégré et s'il y a activation de la cellule l'ADN pro viral est transcrit en ARN messager et en ARN génomique par l'appareillage de transcription de la cellule.

La traduction de l'ARN messager donne naissance à des polyprotéines virales correspondant d'une part aux gènes gag et Pol et d'autre part au gène env.

*Le bourgeonnement

L'assemblage des protéines virales et de deux molécules d'ARN viral se fait au niveau de la membrane cellulaire. La protéine gag dirige les étapes d'assemblage et permet de concentrer les précurseurs viraux aux sites de bourgeonnement. Trois régions de la protéine gag sont identifiées essentiellement à l'assemblage du VIH :

*La région de fixation à la membrane : M

*La région d'interaction : I

*La région tardive : L

Quant à la polyprotéine gag_ Pol, c'est au moment du bourgeonnement du virus hors de la cellule qu'elle va être clivée par les protéines virales pour donner des protéines constitutives internes du virus et ses trois enzymes

*La maturation et libération du virus

Ces nouveaux virus sortent de la cellule par bourgeonnement. C'est lors du bourgeonnement que les virus constituent leur enveloppe qui est une bicouche lipidique ; cette enveloppe provient de la membrane cytoplasmique. Une cellule produit de l'ordre de 100 à 1000 virions qui vont aller infecter d'autres cellules.

Légende :

1- Fusion de l'enveloppe virale avec la membrane du lymphocyte TCD4+.

2- Rétro- transcription de l'ARN viral en ADN viral par la transcriptase inverse.

3- Intégration de l'ADN proviral dans l'ADN cellulaire à l'aide de l'intégrase virale.

4-5-6- Transcription de l'ADN en ARN messager puis traduction de l'ARN en protéines. Cela permet de synthétiser de nouveau virus. (Synthèse des protéines d'enveloppe, de la capside et des enzymes virales)

7- Maturation des virus.

8- Bourgeonnement du virus.

9- Libération du nouveau virus qui est prêt à infecter de nouvelles cellules.

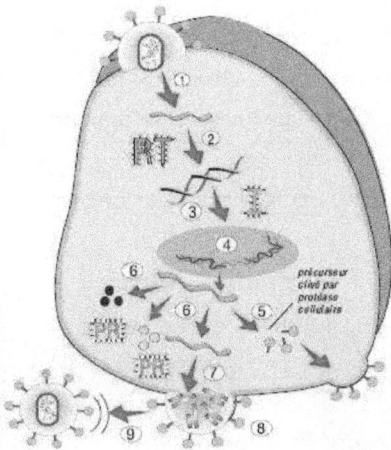

Figure 3 : Cycle de réplication du VIH

3.1.9 Evolution de la maladie

On peut constater dans un premier temps une très forte multiplication virale accompagnée d'une chute des lymphocytes TCD4+. Puis assez rapidement, l'infection est contrôlée puisque la virémie chute et le nombre des lymphocytes T CD4+ remonte à un taux normal. La réaction immunitaire semble donc protectrice avec l'installation d'un fort taux d'anticorps anti-HIV qui se maintient très longtemps dans les premiers mois ou années de l'infection.

Mais progressivement le taux de lymphocytes T CD4+ diminue traduisant l'attaque sournoise du virus qui augmente doucement en nombre. La chute des anticorps marque le début de l'immunodépression liée à la mort des lymphocytes T CD4+. La phase SIDA montre une production virale intense avec une quasi-disparition des lymphocytes T CD4 et des anticorps, ce qui entraîne en général des infections opportunistes.

3.1.10 Mode de transmission

Le risque infectieux est lié à la quantité de VIH dans le produit biologique. Il est établi que le SIDA n'est pas transmis par l'eau, les aliments, ou les piqûres d'insectes le moustique en particulier. Ce risque infectieux dépend de plusieurs facteurs :

*le type de liquide biologique : sang, sperme, sécrétions vaginales car ont un titre plus élevé de VIH

* le volume de liquide infecté : minime en cas de piqûres accidentelles, majeure en cas de transfusion de produit sanguin contaminé

*la charge virale du contaminant : maximale à la phase aigue et au stade tardif

Trois modes de transmission majeure sont actuellement reconnus :

*Sexuelle

C'est le mode de contamination le plus fréquent : supérieur a 90 à l'échelle mondiale, elle se fait lors des rapports non protégés homosexuels ou hétérosexuels. Les rapports orogénitaux sont exceptionnellement contaminants, un certain nombre de facteurs locaux majorent le risque en cas de rapports non protégés, ce sont : les rapports anaux réceptifs, l'existence de lésions génitales, les saignements, les rapports violents et /ou répétés.

Le risque de transmission sexuelle n'est pas négligeable chez les patients sous traitement, même avec une charge virale plasmatique indétectable. En Afrique, la contamination s'effectue essentiellement par voie hétérosexuelle. Les IST, les partenaires multiples, l'ignorance et la pauvreté sont des facteurs favorisants.

*Sanguine

Par transfusion et de dérivés sanguins : Cette voie est devenue rare dans les pays où le dépistage systématique du virus est effectué dans les banques de sang. Ce qui n'est pas toujours le cas dans les pays du tiers monde. Il est donc important de ne transfuser que lorsque c'est indispensable.

Par l'intermédiaire de seringues ou d'aiguilles souillées quand elles sont partagées. C'est le cas de la toxicomanie par voie intraveineuse. Ce mode de transmission est surtout développé en Europe (65% des cas déclarés en Italie) et en Amérique du Nord.

Par tous les objets tranchants ou servant à percer la peau (couteau, rasoir, lame, aiguille, ciseaux...) ou les instruments de soins corporels (cure-dent, brosse à dents, matériel de pédicure et de manucure...).

Par certaines pratiques traditionnelles qui font courir le risque d'une contamination si certaines règles d'asepsie ne sont pas respectées (tatouage gingival, percée d'oreille, scarification, circoncision, excision...).

*Maternofoetale ou verticale

Elle peut être périnatal : en fin de grossesse à travers le placenta. Au cours de l'accouchement lors du passage dans les voies génitales basses. Le risque de contamination varie de 10 à 15 % en absence de traitement, l'association d'un traitement antirétroviral et d'une césarienne réduit le taux de transmission à moins de 2 %. La transmission au cours de l'allaitement est également possible, surtout si la mère n'est pas traitée ou si elle a une charge virale détectable sous traitement ARV.

3.1.11 Diagnostique de l'infection à VIH

3.1.11.1 Diagnostique clinique

Il se fait suivant plusieurs phases :

*La primo-infection

Survient 1 à 8 semaines après la contamination dans 50 à 80% des cas. Elle est marqué par une fièvre, des adénopathies surtout cervicales, des douleurs musculaires, des arthralgies, des rashs cutanés, une dysphagie douloureuse ou même une pharyngite, des ulcérations buccales ou génitales, des manifestations neurologiques à type de méningites, paralysie faciale, encéphalite, myélopathies, neuropathies périphériques, et enfin des troubles digestifs. Ces symptômes disparaissent spontanément en quelques semaines, cependant ils peuvent manquer ou même passer inaperçus surtout en milieu tropical, ou être confondu avec un syndrome grippal, une mononucléose infectieuse. On observe également une leucopénie et une augmentation modérée des transaminases. Cette phase est marqué par une forte virémie, la charge virale est élevée et le risque de contamination est très élevé. A noter que le taux de lymphocytes TCD4 est encore élevé due fait de leur faible destruction.

*Phase asymptomatique

C'est la phase chronique de la maladie, cliniquement latente, mais biologiquement active avec une réplication virale constante, elle est de durée variable de quelques semaines à plusieurs années. Le sujet infecté est alors séropositif, porteur du virus qu'il risque de transmettre et d'anticorps anti VIH permettant le dépistage. Cet anticorps ne témoigne ni d'une guérison, ni d'une protection contre le sida. On trouve dans la moitié des cas un syndrome nommé **lymphadénopathie généralisée persistante** se présentant sous forme d'adénopathies en général symétriques situées le plus souvent dans la région axillaire, cervicale, sous maxillaire ou occipitale. La virémie a cette phase est faible, il y a une diminution des lymphocytes TCD4 de 30 à 100 cellules CD4/millimètre cube par an en moyenne conduisant ainsi à la phase sida.

*Phase sida

On peut avant cette phase proprement dite avoir :

Une forme symptomatique dite mineure de l'infection : Elle témoigne d'une immunodépression modérée avec une baisse progressive de lymphocytes TCD4.Elle est caractérisée par :

-Des manifestations cutanées ou muqueuses : principalement des infections fongiques ou virales dont l'apparition sans facteurs favorisant connus nécessite la recherche d'une infection VIH, ce sont les dermites séborrhéiques de la face, du cuir chevelu et plus rarement du torse ; des prurigos d'évolution chronique ou récidivante ; des folliculites ; le zona ; les verrues ; les condylomes ; le molluscum contagiosum ; la candidose buccale ou génitale ; le nodule de kaposi etc. ...

-Des manifestations hématologiques : habituellement thrombopénie, anémie et leucopénie, en général asymptomatique

-Des symptômes constitutionnels : ils témoignent d'une progression de l'infection virale avec des CD4 inférieurs à 200 et une charge virale élevée. On retrouve une altération de l'état général, une fièvre modérée mais persistante, des sueurs nocturnes abondantes, une perte de poids supérieur a 10%, une diarrhée se prolongeant au delà d'un mois

Phase sida proprement dite : Le syndrome d'immunodépression acquise est un stade évolué de l'infection à VIH, caractérisé par la survenue de manifestations infectieuses opportunistes ou tumorales liées à la déplétion profonde de l'immunité cellulaire.

SIDA : CLASSICATION

Les patients atteints de VIH sont classés en trois catégories : A, B, C

Tableau 1: Classification selon les signes cliniques et le taux de CD4

CLASSIFICATION DE L INFECTION A VIH CHEZ LES ADULTES ET CHEZ LES ADOLESCENTS : CDC 1993			
Nombres lymphocytes TDC4	Catégories cliniques		
	A Patients asymptomatiques ou primo infection ou Lymphadénopathies persistante généralisées	B Patients symptomatiques sans critères de A ou C	C Patients à sida
> 500	A1	B1	C1
200 à 499	A2	B2	C2
< 200	A3	B3	C3

Les critères de la catégories B sont la présence d'une ou de plusieurs des pathologies suivantes : angiomatose bacillaire ;candidose oropharyngée ou qui répond mal au traitement ;candidose vaginale persistante fréquente et qui répond mal au traitement ;dysplasie du col ;syndrome constitutionnel fait de fièvre supérieure à 38°5 ,ou de diarrhée de plus d'un mois ;leucoplasie chevelue de la langue ;zona récurrent ou envahissant plus une dermatose ;purpura thrombocytopénique idiopathique ; salpingite en particulier lors de complications par des abcès tubo-ovariens ; neuropathies périphériques.

Les critères de la catégorie C sont : cachexie due au VIH ; candidose bronchique, trachéale, œsophagienne ou pulmonaire ; cancer invasif du col ;coccidioidomycose disséminée extra-pulmonaire ;cryptococcose extra pulmonaire ;cryptococcose intestinale de plus d' un mois ;infection au CMV autre que le foie, la rate, ou les ganglions ;rétinite à CMV avec perte de vision ; encéphalopathie due au VIH ;infections herpétique ;ulcère chronique de plus d'un mois, bronchique ou œsophagienne ;histoplasmose disséminée ou extra pulmonaire ;isosporidiose intestinale chronique de plus d' un mois ;sarcome de kaposi ;lymphome de Burkitt immunoblaste ou cérébral primitif ;infection à *Mycobacterium avium* ou *kansasii* disséminée ou extra pulmonaire ;infection à *Mycobacterium tuberculosis* ;infection à mycobactérie identifiée ou non disséminée ou extra pulmonaire ;pneumopathie à *Pneumocystis caranii* ; pneumopathie bactérienne récurrente ;leuco encéphalopathie multifocale progressive ;septicémie à salmonellose non thyphi récurrente ; toxoplasmose cérébrale .

Classification OMS révisée de l'adulte et de l'adolescent

Toute personne séropositive de 15ans et plus

Classification clinique

*primo-infection du VIH

**asymptomatique

**syndrome rétroviral aigu ou primo infection symptomatique

*stade 1

**asymptomatique

**lymphadénopathie persistante généralisée

*stade 2

**perte de poids modérée inexpliqué : moins de 10% du poids présumé

**infections respiratoires récurrentes : infections des voies aériennes, sinusites, bronchites, otites moyennes, pharyngites

**zona

**perlèches

**ulcérations orales récurrentes

**prurigo

**dermite séborrhéiques

**infections fongiques des ongles onychomycoses

*stade 3

Affections pour lesquelles le diagnostic présomptif peut être fait sur la base des signes cliniques ou d'examens simples

**perte de poids sévère : plus de 10% du poids corporel présumé ou mesuré

**diarrhée chronique inexpliqué de plus d'un mois

**fièvre prolongé inexpliqué de plus d'un mois

**candidoses orale

**leucoplasie chevelue de la langue

**tuberculose pulmonaire diagnostiquée au cours des deux années précédentes

**infections bactériennes sévères : pneumonies, pyomyosite, infection articulaire ou osseuse, méningites

**stomatite, gingivite, périodontite aigue ulcéro nécrosante

Affections pour lesquelles le diagnostic doit être confirmé

**anémie inexpliqué ou neutropénie ou thrombocytopénie pendant plus d'un mois

*stade 4

Affections pour lesquelles le diagnostic présomptif peut être fait sur la base des signes cliniques ou d'examens simples

**syndrome cachectique

**pneumonie à *pneumocystis*

**pneumonie bactériennes, récurrente sévère ou radiologique

**herpes chronique

**candidoses de l'œsophage

**tuberculose extra pulmonaire

**sarcome de Kaposi

**toxoplasmose cérébrale

**encéphalopathie à VIH

Affections pour lesquelles le diagnostic doit être confirmé

**cryptococcose extra pulmonaire y compris méningite

**infection disséminée à mycobactéries non tuberculeuse

**candidose de la trachée, des bronches ou des poumons

**cryptosporidiose

**isosporose

**infection herpétique viscérale

**infection à cytomégalovirus

**mycoses disséminées

**septicémie récurrente à salmonella non typhique

**lymphome cérébral ou non hodgkinien à cellules B

**cancer invasif du col

**leishmaniose viscérale

Tableau 2 : classification immunologique

Degré d'immunodépression	Nombre de CD4/mm^3
Non significative	Supérieure à 500
modérée	359 à 499
avancée	200 à 349
sévère	Inferieure à 200

3.1.11.2 Diagnostique biologique

Tout patient infecté par le VIH nécessite de faire un bilan initial comprenant : NFS, plaquettes, transaminases, charge virale plasmatique, taux de lymphocytes T CD4 et CD8, sérologie VHB, VHC, syphilis, toxoplasmose, CMV, IDR a la tuberculine, radiographie du thorax, glycémie, protéinurie, groupage Rhésus et test de grossesse. Ce bilan est également nécessaire pour le suivi biologique de l'infection

Le diagnostic étant confirme par :

La sérologie ou diagnostic indirect : Dosage des anticorps anti VIH dans les 2 à 12 semaines suivant la contamination, pouvant se faire par plusieurs techniques : **ELISA** suivi d'un test de confirmation appelé le **Western blot** ; **Agglutination** ; **Immunofluorescence** ; **Test urinaires rapide**; et dosage de l'antigène P24 plus précoce.

* L'ARN VIH plasmatique : marqueur le plus précoce

Le virus est détectable après la contamination sous la forme d'acide ribonucléique ou ARN à partir du 10 /12 ieme jour, et sous la forme d'antigène P24 vers le 12/14 ieme jour, puis apparaissent les anticorps dirigés contres les protéines structurales et non structurales du VIH. Les premiers anticorps anti VIH sont détectables en moyenne vers le 21 ieme jour, et persisteront pendant toute la vie du patient mais sans avoir un rôle immunisant contre la maladie, cependant cette cinétique peut varier en fonction de chaque patient et aussi de chaque souche infectante.

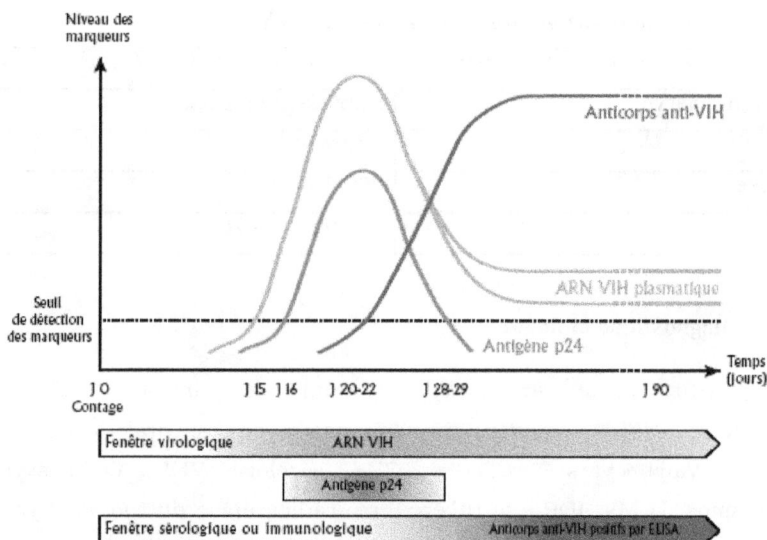

Figure 4 : Evolution des marqueurs de la contamination par le VIH

Le suivi est réalisé tous les 3 a 6 mois en absence de traitement rétroviral et tous les 3 mois en cas de traitement antirétroviral : NFS, plaquettes, taux de lymphocytes CD4 et CD8, charge virale plasmatique, transaminases, et selon le traitement ; glycémie, lipase, cholestérol, triglycéridémie.

3.1.12 La charge virale plasmatique

3.1.12.1 Définition

La charge virale est le terme utilisé pour décrire la quantité de VIH qui se trouve dans le sang, elle correspond au nombre de particules virales contenues dans un échantillon de sang c'est à dire la quantité de matériel génétique du VIH dans le sang .Elle est utilisée comme marqueur afin de suivre la progression de l'infection et de mesurer l'efficacité des traitements.

Plus cette charge virale est élevée, plus le taux de CD4 chutera et plus le patient court le risque de développer des infections opportunistes.

3.1.12.2 Le marqueur charge viral

Ce terme général recouvre en fait différentes techniques de quantification de l'ARN du VIH présent dans le sang des malades .Le marqueur charge virale permet de mesurer l'évolutivité de la maladie en complément de la mesure des lymphocytes TCD4 et de l'appréciation des signes cliniques. L'expression des résultats se fait en nombre de copies d'ARN/ml ou en logarithme du nombre de copies.

3.1.12.3 Méthodes de dosage

La mesure de la charge virale passe par plusieurs étapes :

*Le prélèvement : se fait sur plasma EDTA, il doit se faire sur anticoagulant en évitant par principe l'héparine qui inhibe la PCR

*L'acheminement : selon un délai maximum de 6h, l'ARN est fragile et les prélèvements doivent être acheminés rapidement, et décantés au laboratoire dès réception

*La conservation : elle doit se faire à moins 80°

Quatre trousses commerciales sont actuellement disponibles pour la détermination de la charge virale du VIH 1, en plus d'une autre technique appelée méthode ANRS ou encore agence nationale de recherche sur SIDA et les hépatites développée par une équipe française. Toutes les techniques commerciales actuellement disponibles ne permettent pas de quantifier le VIH2, il existe néanmoins des techniques maisons qui permettent de quantifier le VIH2 mais qui ne sont pas actuellement disponible dans les pays du sud.

Les différentes trousses commerciales disponibles pour la détermination de la charge virale du VIH1 sont :

*AMPLICOR HIV 1 MONITOR: Roche diagnostic systems

*NASBA: BIOMERIEUX

*BAYER : Quantiplex HIV RNA

*ABOTT : DIAGNOSTIQUE MOLECULAIRE

NB : les éléments d'appréciation pour le choix d'un système de mesure de la charge virale VIH sont les suivants :

* la performance virologique du test : Entre autre, la capacité à détecter la majorité des sous types circulants dans une région donnée, la spécificité, la sensibilité, l étendue des mesures, la reproductibilité

*la nécessité des moyens de laboratoire

*la nécessité d'avoir du personnel bien formé

*le coût et la maintenance de l'appareillage

*le coût et chaine d'approvisionnement et d'envoi des réactifs

*capacité de stockage des réactifs : souvent à moins 80°

*volume d'échantillons nécessaires

* contrôle de qualité interne et externe, contrôle des contaminants

*possibilité de faire évoluer la technologie : automatisation ou nouveaux système

*temps technicien disponible qui est un critère moins important dans les pays en voie de développement

*politique commerciale et politique de formations proposées par les firmes

Les experts du groupe de travail ESTHER : **Ensemble pour une solidarité thérapeutique hospitalière en réseau ;** et SOLTHIS : **solidarité thérapeutique et initiative contro sida** recommandent l' utilisation de trousses commerciales bien standardisées, en tenant compte de l'évolution de ces techniques vers la PCR en temps réel en trousses, mais de plus en plus, un plaidoyer est en faveur de la technique ANRS qui reste moins cher du point de vue coût avec le projet PASCAL

Les techniques actuellement utilisées pour le dosage de la charge virale plasmatique à l'INRSP et dans la plupart des laboratoires de Bamako sont :Roche appelé Cobas amplicor, Abott, et Merieux actuellement utilisés au Mali au niveau du secteur publique.

3.1.12.4 La technique Roche

C'est la méthode par amplification de la cible, elle est basée sur la technique classique de RT PCR, utilisant une ADN polymérase thermostable avec des amorces reconnaissant 142 paires de bases du gène gag et dont l'une est biotinylée en 5'. L'extraction de l'ARN du plasma s'effectue en présence d'un contraste interne dont le nombre de copies d'ARN / ml est connu et qui sert de standard de quantification.

Apres transcription inverse et amplification par PCR, la détection des produits amplifiés VIH et du contrôle interne s'effectue dans des micros puits où sont fixées des sondes spécifiques de chacun d'entres eux. La lecture s'effectue sur un spectrophotomètre, après révélation par un système avidine biotine, le nombre de copies d'ARN/ml de chaque échantillon est calculé par rapport à son propre standard interne par un logiciel.

C'est une méthode très sensible, mais certaines souches virales peuvent êtres mal amplifiées avec les amorces utilisées. La limite de détection de cette technique est de 20 a 1500000 copies d' ARN/ml par la méthode standard, et de 50 a 1500000 copies d' ARN/ml pour la méthode ultrasensible .Une autre méthode ultrasensible permet de détecter jusqu'a une copie /ml ; c'est une technique qui n'est pas utilisée pour la clinique, mais plutôt pour la recherche.

3.1.12.5 La technique Nasba

Elle s'applique uniquement aux ARN, la phase d'amplification se fait à température constante. Elle utilise l'amplification isotherme de l'ARN, cet ARN extrait de l'échantillon est retranscrit en ADN par la transcriptase inverse du virus des myéloblastes aviaire, en utilisant des amorces qui reconnaissent 149 paires de bases du gène gag et une paire du gène Pol. L'ARN est ensuite détruit par la RNase H, puis l'ADN viral est transcrit en ARN par une T7 RNA polymérase qui génère quelques 100 copies d'ARN à partir d une copie d'ADN. Ces trois étapes aboutissent en quelques cycles à une amplification d'environ 109 fois la quantité d'ARN présente dans l'échantillon.

L'amplification s'effectue en présence de trois contrôles internes qui diffèrent de l'ARN du VIH par 20 nucléotides. En utilisant des sondes oligonucleotidiques différentes marquées par des électroluminescences, les contrôles internes et les produits d'amplifications sont détectés séparément .Le nombre de copies d'ARN VIH est calculé par un logiciel a partir du rapport signal / bruit de chacun des trois contrôles internes.

3.1.12.6 La technique Bayer

Elle utilise une amplification du signal d'hybridations moléculaire, l'ARN viral contenu dans l'échantillon à tester après libération est capturé sur une microplaque de 96 cupules par des sondes constituées d'oligonucleotides de synthèse complémentaires du gène Pol. Par utilisation de sondes d'ADN, marquées à la phosphatase alcaline, on obtient une amplification d'environ 1800 fois par molécules d'ARN viral. Après adjonction de substrat, la réaction de chimioluminescence est mesurée par un luminomètre. Le nombre de photons émis est proportionnel à la quantité d'ARN. Chaque échantillon est analyser en double et le résultat n'est pas validé quand le coefficient de variation entre les duplicates est supérieur à 30%.

Une courbe d'étalonnage est obtenue a partir de quartes étalons, la quantité d'ARN de l'échantillon est calculée par un logiciel a partir de cette courbe, il n ya pas de contrôle interne à chaque échantillon à tester.

3 .1.12.7 La technique Abbott

Abbott real time HIV 1 est un dosage in vitro par RT PCR pour la détermination quantitative du virus de l'immunodéficience humaine de type 1 dans le plasma d'individus infectés par le VIH1.

La technique de dosage Abbott Real Time HIV1 utilise la technique de la PCR : Polymérase Chain Réaction ; avec une détection homogène de la fluorescence en temps réel. La conception des sondes fluorescentes partiellement à double brin permet la détection de différents sous type du groupe M et isolats du groupe O.

La préparation des échantillons a pour objectifs d'extraire et d'isoler les molécules cibles d'ARN, afin de rendre les cibles accessible pour l'amplification, et d'éliminer tout inhibiteur potentiel de l'amplification de l'extrait.

3.1.13 Le dosage de la charge virale

C'est le calcul de la quantité de virus plasmatique.

Elle est calculée en nombre de copies par millilitre dans le sang soit en unités logarithmiques.

Quelques correspondances entre copies /ml et logarithme

100 copies/ml=2log

1000 copies/ml=3 log

10000 copies=4log.

Les faibles variations de charge virale ne sont pas significatives. On considère une variation importante, lorsque la charge virale est multipliée ou divisée par trois au moins (correspondance au moins 0,5 log). Par exemple : passer de 500 à 2000 copies/ml est une variation importante. Si la charge virale augmente de manière significative, le médecin doit prescrire une nouvelle mesure de charge virale, pour confirmation. Une charge virale est considérée comme « **indétectable** » lorsqu'elle est inférieure au seuil de détection de la technique utilisée. Selon les laboratoires, il y aura une sensibilité à 200, 100, 50 ,25 ou 20 copies/ml. En outre, cela signifie que la quantité de virus est inferieure au seuil de détection de la technique utilisée ou que le virus peut être indétectable dans le sang périphérique, le virus peut être présent dans d'autres parties du corps. La charge virale évalue le taux de réplication virale, elle est dite faible lorsqu'elle est inferieur à 10000 copies/ml et élevé si elle est supérieure à 100000 copies /ml, la valeur pronostic de la charge virale sur l'évolution de l'infection a VIH a été formellement démontrée. Des études ont montré chez des patients sous traitement et de charge virale plasmatique indétectable depuis plus de 10 ans qu'ils ont encore du virus dans les compartiments profonds de l'organisme.

3.1.14 Charge virale et transmission du VIH

Le risque de transmission du VIH-1 apparaît sous la dépendance principalement de la charge virale. Le risque se révèle proportionnel à la virémie.

Les personnes avec une charge virale élevée dans le sang peuvent avoir du virus en quantité importante dans le sperme ou les sécrétions vaginales. Elles sont alors plus contaminantes, bien que la charge virale mesurée dans le sang ne soit pas systématiquement liée à la présence de virus dans le sperme et les sécrétions vaginales. Les personnes ayant une charge virale élevée sont plus infectieuses que les autres.

Si la charge virale devient indétectable, cela ne signifie pas que le virus ait disparu du sperme ou des sécrétions vaginales, car des réservoirs de virus peuvent exister.

Il est important de souligner que la charge virale et le taux de lymphocytes TC4 ont une évolution inversement proportionnelle, plus la charge virale augmente, plus le taux de CD4 diminue et plus les infections opportunistes se développent.

Un récent consensus de la commission fédérale suisse sur le VIH affirme que les patients infectés par le virus, mais recevant un traitement antiviral avec une virémie plasmatique indétectable :< a 40 copies/ml, et sans autres infection génitales ne peuvent pas transmettre le virus lors de rapport sexuels. Une étude de chercheurs australiens a analysés les conséquences de cette donnée sur une population de couples sérodiscordants.

*chez les partenaires sérodiscordants

Un modèle mathématique a été utilisé pour évaluer le risque cumulatif de transmission du VIH de patients infectés et traités avec une charge virale plasmatique inferieure à 10 copies/ml, lors de rapports sexuels non protégés et d'autres conduites à risque au sein de couples dont l'autre partenaire est séronégatif pour le VIH. Les résultats montrent que chez chaque couple dont le nombre de rapports est estimés à une centaine par année, la probabilité cumulative de transmission du VIH au partenaire séronégatif est chaque année de 0,0022 de femme à homme, de 0,0043 d'homme à femme et de 0,043 d'homme à homme. Dans une population de 10000 partenaires sérodiscordants, sur une période de 10 ans, le nombre estimé de séroconversions est de 215 pour la transmission femme à homme et de 425 quand elle est d'homme à femme, et de 3525 d'homme à homme.

*un risque réel de transmission

Cette analyse suggère que le risque de transmission du VIH entre partenaires hétérosexuels et sérodiscordants existe et n'est pas totalement nul même en cas de traitement antiviral efficace. Ce risque est même relativement élevé chez les homosexuels après des expositions répétées L'absence de risque de transmission à partir de patients séropositifs traités par trithérapies antivirale est donc un préjugé faux. La non utilisation d'un préservatif par les personnes concernées est une pratique dangereuse : cette pratique contribue à l'augmentation du VIH dans le monde.

3.1.15. Importance de la charge virale

3.1.15.1. Charge virale comme marqueur

Elle est devenue le premier marqueur qui permet d'évaluer à la fois l'état virologique d'une personne et l'efficacité d'un traitement mis en route. Pour les personnes asymptomatiques, l'évolution de la charge virale et des CD4 permet de déterminer le moment de la mise en place d'un traitement. Pour les personnes sous ARV, la mesure de la charge virale autorise un suivi d'efficacité de la stratégie thérapeutique sur la réplication du virus, elle constitue un marqueur essentiel du suivi de l'efficacité du traitement, l'idéal est de réaliser au moins deux déterminations annuelles et au minimum une détermination annuelle est indispensable. Elle permet l'évaluation virologique de l'efficacité et indirectement de l'observance après l'initiation d'un traitement ARV chez les patients naïfs ; le suivi de l'efficacité du traitement chez les malades recevant une seconde ligne thérapeutique. Un traitement antirétroviral de première ligne correctement pris permet de contrôler la réplication du VIH, ce qui permet d'obtenir une charge virale plasmatique indétectable en moins de 6 mois. Un premier contrôle à 6 mois est donc recommandé. En cas de détectabilité de la charge virale, il s'agit le plus souvent d'une mauvaise observance, qui doit être suspectée et rechercher systématiquement ; il faut alors un appui renforcé de l'observance et refaire un contrôle de la charge virale au mieux 3 mois après. Chez les malades en première ligne de traitement antirétrovirale, l'échec thérapeutique en particulier s'il est suspecté sur les critères cliniques et /ou virologique peut être confirmé ou infirmé par la mesure de la charge virale.

3.1.15.2. Charge virale, facteur d'anticipation

Elle permet de prédire les problèmes que le VIH est susceptible de causer à l'avenir. Si elle est basse, l'état de santé risque moins de s'altérer que lorsqu'elle est plus élevée.
- Elle donne des indications potentielles sur l'évolution ultérieure des CD4. (Une augmentation de la charge virale entraînera une diminution des CD4, une charge virale indétectable sur la durée permet à terme la remontée des CD4 normalement).

3.1.16 Evaluation de l'observance thérapeutique et charge virale

En effet, chez un malade traité, la charge virale n'est pas seulement un marqueur d'efficacités thérapeutique, en cas d'absences d'indetectabilité, elle peut constituer un marqueur de mauvaise observance. Ainsi, le traitement antirétroviral de première ligne correctement pris et conduit, donné a un malade naïf entraine une efficacité virologique. En principe, cette efficacité est obtenue au 6iéme mois de traitement et correspond à l'indetectabilite de la charge virale plasmatique, qui descend à une valeur en dessous du seuil de détection de la technique de mesure utilisée. En contexte de pays a ressources limitées, le traitement est souvent institué tardivement chez des malades fortement immunodéprimés, dans cette situation, la charge virale initiale est très élevé, le plus souvent supérieure a 5 log, et en cas d'efficacité thérapeutique, l'indétectabilité est atteinte plus tardivement. Dans ces conditions, deux attitudes sont possibles :
*soit faire le contrôle de la charge virale à 3mois afin de détecter précocement les non observants, et récupérer ainsi les patients par une intensification de leur prise en charge : expérience de MSF en Afrique du sud
*soit d'effectuer le premier contrôle de la charge virale dans un délai de 6 à 8 mois après l'initiation du traitement, en cas d'absence d'indétectabilité de la charge virale dans ce délai, une mauvaise observance devant être suspecte.

Chez certains malades traités recevant une première ligne thérapeutique, la remontée du taux de lymphocytes TCD4 est lente, ou se fait par paliers, cette situation pourrait faire suspecter un échec thérapeutique. La charge virale permet chez ces patients d'écarter un échec thérapeutique en cas d'indétectabilité

Chez les patients en première ligne thérapeutique, un échappement thérapeutique peut être suspecté sur des critères cliniques et / ou immunologiques pouvant être confirmé par la mesure de la charge virale. Si la charge virale est détectable à moins de 1000 copies /ml, il ne s'agit pas a priori d'un échappement thérapeutique, si la charge virale sous traitement est comprise entre 1000 et 30000 copies/ml, elle doit être impérativement contrôlée dans le mois suivant à cause du risque de remontée limitée transitoire liée a des infections opportunistes .Si la charge virale sous traitement est supérieure à 30000 copies/ml, il s'agit à priori d'un échappement thérapeutique. Les autres situations sont les suivantes :

*première détermination, charge virale comprise entre 1000 et 30000 copies/ml ; contrôle un mois après ; charge virale inferieur à 5000 copies/ml : pas d'échappement

*première détermination, charge virale comprise entre 1000 et 30000 copies/ml ; contrôle un mois après ; charge virale supérieure à 5000 copies/ml : échappement

Chez les malades recevant une seconde ou une troisième ligne thérapeutique, la charge virale a surtout un rôle d'évaluer l'efficacité du nouveau traitement antirétroviral institué. Dans cette situation, le monitoring consiste à réaliser une détermination de la charge virale à la Baseline c'est à dire avant le changement de traitement et une seconde détermination entre 3 et 6 mois après le début du traitement de la nouvelle ligne thérapeutique. Efficacité thérapeutique est avérée si la diminution de la charge virale entres ces deux déterminations est au moins supérieure à 1 log. En absence de diminution significative, la question de la poursuite ou non du même traitement ou mieux de la mise en place d'une autre ligne thérapeutique se pose.

Les malades recevant une seconde ou une troisième ligne thérapeutique ayant une efficacité virologique de moins d' 1 log devrait bénéficier d'un contrôle annuel de la charge virale. Si la charge virale de contrôle est supérieure à 5000 copies/ml, une suspicion d'échec de la seconde ou troisième thérapeutique doit être envisagée

D'un point de vue santé publique, la détermination d'un point de charge virale entre 8 et 12 mois après l'initiation de la première ligne thérapeutique peut permettre sur une cohorte de patients d'évaluer l'efficacité globale de la prise en charge thérapeutique a l échelle de centre de traitement, voire d un pays.

3.1.17 Indications de la charge virale plasmatique

Ce sont :

*malades non traités

Charge virale non nécessaire à la mise sous traitement antirétroviral dans les pays à ressources limitées, mais important pour mesurer le point de départ : charge virale à l'initiation.

*suivi individuel du malade traité

1- malades en première ligne thérapeutique

A : évolution de l'observance, une charge virale soit à 3 mois, soit entre 3 et 8 mois

B : confirmation de l'efficacité en cas d'immunorestauration lente

C : confirmation virologique d'une suspicion d'échappement thérapeutique

2-malades en seconde ou troisième ligne thérapeutique

A : évaluation de l'efficacité à court terme ; une charge virale à Baseline, et une charge virale entre le 3ieme et le 6ieme mois

B : évaluation de l'efficacité ultérieure ; une charge virale annuelle.

*en santé publique :

La charge virale permet l'évaluation de l'efficacité de la prise en charge sur une cohorte et la surveillance de l'émergence des souches résistantes aux antirétroviraux.

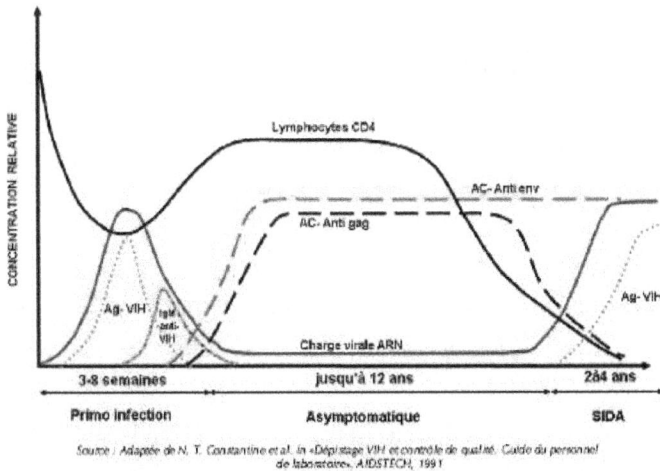

Source : Adaptée de N. T. Constantine et al. in «Dépistage VIH et contrôle de qualité. Guide du personnel de laboratoire». AIDSTECH, 1991

Figure5 : Evolution cinétique de la charge virale plasmatique et du TCD4 au cours de l'infection par le VIH

3.1.18 Le traitement ARV

3.1.18.1 Définitions des ARV

Ils constituent un groupe de médicament anti infectieux et antiviraux actifs sur les virus du syndrome de l'immunodéficience acquise VIH1 et VIH2.Il s'agit de médicaments essentiellement virustatiques. Ces médicaments sont destinés à diminuer la réplication virale, les ARV bloquent la multiplication du virus, mais ne le tuent pas. Aucune molécule n'est à ce jour virucide.

3.1.18.2 Buts du traitement

*réduire la mortalité liée au VIH
*réduire la morbidité liée au VIH
*améliorer la qualité de vie
*restaurer et préserver la fonction immunitaire
*obtenir une charge virale durablement indétectable
*réduire la transmission

3.1.18.3 Objectifs du traitement ARV

*arrêter l'évolution de la maladie VIH

*restaurer l'immunité

*stopper l'activation immune induite par la VIH

*réduire la charge virale plasmatique des compartiments de transmission, réduire la transmission

Ceci implique de minimiser au maximum la réplication virale

Au MALI, l'objectif du traitement ARV est de couvrir progressivement l'ensemble du pays, la déclaration de politique nationale de lutte contre le sida recommande d'assurer la gratuité des soins et des ARV aux PVVIH, faisant du MALI le troisième pays africain à avoir pris cette décision après le MALAWI et le SENEGAL.

3.1.18.4 Conditions d'instauration du traitement ARV

Un traitement choisi vaut mieux qu'un traitement perçu comme impose, lequel conduira plus volontiers à une observance insatisfaisante et donc a une inefficacité au moins partielle, et si cette situation dure quelques temps elle aboutira au développement de la résistance du virus aux médicaments. Avant d'initier le traitement ARV, il convient de faire un bilan pré thérapeutique qui permet d'apprécier le retentissement de l'infection a VIH sur l'état général, et sur le système immunitaire, ce bilan est fait de :

* examen physique : cutanée, cavité buccale, gynécologique pour la femme, poids

*examen para clinique à J0 : séropositivité confirmée sur deux prélèvements, taux de CD4, NFS et groupage rhésus, transaminases ,antigènes HBs, anti VHC , glycémie, créatininémie et calcul de la clairance, protéinurie, radiographie du thorax si signe d'appel, charge virale plasmatique, la bilirubinémie, la lipidémie totale, la cholestérolémie, urémie et uricémie .Tous ces paramètres pouvant être modifiés par le traitement ARV, ce bilan permet également de rechercher les Co infections par les virus de l' hépatite A, B, C, et de débuter si possible le traitement des infections opportunistes.

3.1.18.5 Quand traiter ?

Recommandations de 2008
***patients symptomatiques** :
Le traitement est instauré chez toute personne ayant des symptômes de la maladie ou au stade SIDA sans considération du taux de CD4 : recommandations de l'OMS.

***patients asymptomatiques** :
Chez les patients asymptomatiques, on se base sur deux critères biologiques : le taux de CD4 et la charge virale, à noté que c'est le taux de CD4 qui détermine le début du traitement anti rétroviral, afin de prévenir l'apparition des infections opportunistes. La charge virale n'est qu'un signe de l'activité de la maladie VIH. Le traitement chez ces patients se faits dans les cas suivants :
* si le taux de lymphocytes T CD4 est inferieur à 350 cellules/ mm^3
*si le taux de lymphocytes TCD4 est supérieur ou égal à 350 cellules/mm^3, le traitement est individualisé et recommandé dans les situations suivantes :
**charge virale supérieur à 100000 copies/ml   ou
**taux de lymphocytes TCD4 qui diminue de 100 cellules/ml et par ans ou
**présence de comorbidité : pathologie cardiovasculaire, hépatite B ou C, tuberculose
**présence de pathologie rénale à type de néphropathies
En dehors de ces situations, il est préconisé de faire juste une surveillance du malade.

Recommandations de 2009 selon l'OMS
*traiter tous les sujets dés que le taux de lymphocytes TCD4 est inferieur ou égal à 350 cellules /millimètre cube quelque soit l'état clinique du sujet
*le taux de lymphocytes TCD4 est nécessaire pour évaluer si les patients HIV au stade 1 et 2 ont besoin de commencer le traitement
*traiter tous les patients au stade 3 et 4 quelque soit le niveau de lymphocytes TCD4

Au cours du traitement, la charge virale doit être divisée par 10 après un mois et être indétectable après 3 à 6 mois. Lorsque le taux de CD4 est inferieur à 350, le traitement est indispensable.

3 .1.18.6 Principe du traitement

Les recommandations actuelles documentées par des essaies montrent la supériorité tant sur l'efficacité virologique et immunitaire que sur le bénéfice clinique de l'association d'au moins trois anti rétroviraux par rapport aux bithérapies et aux monothérapies. En pratique, le traitement est basé sur l'association de deux inhibiteurs nucléosidique de la transcriptase inverse : 2INTI ; et d'un inhibiteur non nucléosidique de la transcriptase inverse : 1INNTI, ou à un inhibiteur de la protéase : IP. C'est un traitement à vie qui nécessite une excellente observance de la part des patients et un suivi intensif de la part des personnels soignants.Il est également à noter que plus basse est la charge virale, plus durable est l'efficacité du traitement, plus bas est le risque de résistance et meilleure est quantitativement et qualitativement la restauration immunitaire.

Les ARV sont classés en fonction de leurs sites d'action, on distingue :

*les inhibiteurs nucléosidiques de la transcriptase inverse : INTI

Mécanisme d'action : Ils se lient à la transcriptase inverse et entrent en compétition avec les nucléosides naturels, conduisant a l'interruption de l'élongation de la chaîne d'ADN proviral, ils sont actifs sur le VIH1 et leVIH2.Ils doivent êtres phosphatés par des enzymes intracellulaires pour êtres actifs, il faut toujours les associer à d'autres antirétroviraux.

Parmi ces inhibiteurs, on peut en citer : La Zidovudine, la Lamivudine, la Stavudine, Abacavir, la Didanosine, la Zalcitabine, Tenofovir (retirer du marché) et Emtricitabine.

*les inhibiteurs non nucléosidiques de la transcriptase inverse : INNTI

Mécanisme d'action : De structure chimique différente des analogues nucléosidiques, ces composés sont des inhibiteurs puissants et très sélectifs de la transcription du VIH1.Ils sont inactifs sur le VIH2, à la différence des analogues nucléosidiques, les INNTR inhibent le reverse transcriptase de façon non compétitive, en se fixant directement sur le site catalytique de l'enzyme. Pour être actifs, ils n ont pas besoin de modifications chimique, en particulier pas de phosphorylation préalable .Ces produits peuvent présenter une activité antirétrovirale importante, mais ils se caractérisent tous par l'émergence rapide de résistance en situation d'échec virologique.

Parmi ces inhibiteurs, on peut citer : La Nevirapine, Efavirenz, Etravirine, Delarvirdine (retiré du marché).

*les inhibiteurs de la protéase : IP

Mécanisme d'actions : La protéase est une enzyme nécessaire au clivage des précurseurs polypeptidiques viraux pour la production de protéines virales .Les inhibiteurs de la protéase conduisent à la production de virions immatures non infectieux et donc a l'interruption du cycle viral, inhibant la phase post traductionnelle de la réplication virale, ils sont actifs sur les cellules infectées de façon chronique, contrairement aux inhibiteurs de la transcriptase inverse.

On peut citer : Indinavir, Ritonavir, Nelfinavir (retirer du marché), association Lopinavir et Ritonavir en une molécule fixe, Saquinavir et Amprenavir. Les quatre premières sont utilises au MALI, Atazanavir, Fosamprenavir, Duranavir.

Il est important de signaler que les inhibiteurs de protéase simple ne sont plus fréquemment utilisés, mais plutôt les IP boosté, le Ritonavir, puissant IP permet de booster les autres IP.

En plus de ces trois types de classes thérapeutiques d'antirétroviraux, on distingue également de nouvelles molécules :

*les inhibiteurs d'entrée du VIH qui selon leurs mécanismes d' actions sont répartis comme suit :

-les inhibiteurs de fixation : agissant sur la protéine gp 120 et les cellules CD4

-les inhibiteurs de Co récepteurs CCR5/CXCR4 : Trois molécules anti CCR5 ont été mis en évidence, **aplaviroc** dont le développement fut interrompu en raison de son hépatotoxicité ; **vicriviroc** suspendu en raison des échecs virologiques constatés à faible posologie ; et le **maraviroc** qui reste en développement.

-**les inhibiteurs de fusion** : celui le plus connu et actuellement disponible est **l'enfuvirtide.** Initialement appelé T20, il se fixe sur le gp 41 empêchant ce dernier de remplir son rôle, inhibant ainsi la fusion des membranes et donc l'entrée du virus dans les cellules hôte. Il s'administre par la voie sous cutanées et afin d'éviter l'apparition rapide des résistances, il faut toujours l'utiliser en association avec d'autres antirétroviraux.

*les inhibiteurs d'intégrase : efficacité prouvée, sont au nombre de 2 à savoir les **inhibiteurs de liaison** et les **inhibiteurs de ligand.** Ils ont une puissance antirétrovirale remarquable avec une réduction de la charge virale proche de 2 logs en monothérapie brève (Raltégravir et Elvitégravir)

*les inhibiteurs de maturation qui inhibent la maturation des virions.

Les différentes molécules sont présentées, par groupe thérapeutique dans les tableaux 3 à 6.

Tableau3 : Tableau récapitulatif des inhibiteurs nucléosidiques de la transcriptase inverse

DCI	Présentation	Posologie	Effets secondaires	Contre indications
Zidovudine AZT	Gel : 100, 250mg Cp : 300mg Sol buv :100mg/10ml Perf : 200mg	300mg deux fois/Jour si le poids est sup a 60kg 250mg deux fois/jour si poids <. à 60kg repas ou non	Cytopénie Troubles digestifs Céphalées Myalgie Paresthésies Insomnie	Hypersensibilité a la zidovidine Anémie Neutropénie Association à la d4T
Lamivudine 3TC	CP : 150, 300mg Sol buv : 10mg /ml	150mg deux fois/jour ou 300mg /jr repas ou non et quelque soit le poids	Pancréatite Cytolyse Acidose, stéatose Neuropathie En cas d'arrêt, réactivation VHB	Hypersensibilité la lamivudine Association à la ddc
Stavidine D4T	Gel : 30mg	30mg deux fois /jour	Neuropathie Cytolyse Pancréatite Acidose lactique stéatose	Hypersensibilité à la stavidine Neuropathie périphérique sévère
Abacavir ABC	Cp :300mg Sol buv :20mg/ml	300mg deux fois/jour	Grave réaction d'hypersensibilité Acidose lactique Stéatose céphalées	Hypersensibilité à l'abacavir Insuffisance hépatique sévère Insuffisance rénale sévère
Didanosine DDI	Cp : 150 100 50 25 mg Gel : 400 250 200 125mg	250mg/jour si poids inf a 60 kg 400mg/jour si le poids sup a 60 kg à jeun	Pancréatite Neuropathie Acidose lactique Stéatose hyperuricémie	Hypersensibilité à la didanosine, association à la d4T
Ténofovir TDF	Cp : 245 300 mg	1cp/jour ou cours des repas	Troubles gastro-intestinaux néphrotoxicité	Hypersensibilité à l'un des composants de ce produit
Emtricitabine	Gel : 200mg Sol buv : flacon	200mg/jour en une prise	Troubles gastro-intestinaux	Hypersensibilité à l'un des

			Prurit, éruption, urticaire Troubles biochimiques	composants du Produit Déconseiller pendant l'allaitement, en cas d'insuffisance hépatique ou rénale sévère
EMC	de 170ml			

Formes combinées : 300mg 3TC+150mg AZT=COMBIVIR : 1cp deux fois/jour au cours ou en dehors des repas

Associations à éviter : AZT+D4T car ce sont des antagonistes triphosphorylés ; D4T+DDI car toxicité accrue ; TDF+DDI car risque de toxicité ; ABC+DDI car risque d'accidents cardiovasculaires ; TDF+ABC+3TC car défauts de puissance et risque de mutations de virus résistants

Tableau4 : Tableau récapitulatif des inhibiteurs non nucléosidiques de la transcriptase inverse

DCI	Présentation	Posologie	Effets secondaires	Contre indications
Névirapine NVP	Cp : 200mg	1cp/jour pendant 14 jours, ensuite 1cp deux fois /jour à jeun ou aux repas à respecter car risque de toxicité hépatique et cutané	Rash cutanés au début du traitement Hypersensibilité : syndrome de Lyell Toxicité hépatique neutropénie	Hypersensibilité à la névirapine
Efavirenz EFV	Gel : 100 200 50 30 mg Cp : 600mg	600mg/jour, le soir au couché	Troubles neurologiques Eruptions cutanés Vertiges Syndrome de Lyell	Hypersensibilité a l'efavirenz Insuffisance hépatique grave Grossesse et allaitement

Tableau5 : Tableau récapitulatif des inhibiteurs de protéase

DCI	Présentation	Posologie	Effets secondaires	Contre indications
Ritonavir RTV	Cp :100mg Sol buv :600mg/7,5ml		Neuropathie Lipodystrophie Hyper uricémie Diabète, hyperamylasemie Cytolyse, cholestase biologique	Insuffisance hépatique grave Hypersensibilité au ritonavir
Indinavir IDV	Gel : 200 400mg	800mg trois fois/jour à jeun +2l d'eau	Troubles digestifs Lithiases urinaire Insuffisance rénale Hémolyse Diabète Hyperlipidémie lipodystrophies	Hypersensiblité à l'indinavir Insuffisance hépatique grave Boisson alcaline
Saquinavir SQV	Gel : 200mg Cap : 200mg		Troubles digestifs Diabète Lipodystrophie Cytolyse Aggravation des hépatopathies virales ou alcooliques	Hypersensibilité au saquinavir Insuffisance hépatique grave pour les capsules
Nelfinavir NFV	Cp : 250 625mg	750mg trois fois/jour ou 1250mg deux fois/jour aux repas	Diarrhées, rashs Cytolyse, neutropénie Hyperlipidémie lipodystrophies	Hypersensibilité au nelfinavir

DCI	Présentation	Posologie	Effets secondaires	Contre indications
Enfurvirdide	FL : 90mg/ml	90mg deux fois/ jour en SC	Réactions locales : induration, nodules, ecchymoses, prurit Digestifs : anorexie ; constipation, agueusie Neurologique : neuropathie périphérique Cutanée : peau sèche	Hypersensibilité à l'enfurvitide, enfants de moins de 6ans

3.1.19 Stratégies thérapeutiques antirétrovirales

3.1.19.1 2INRT+1IP

Qui présente les caractéristiques suivantes
*puissance thérapeutique surtout si le taux de lymphocytes TCD4 est inferieur à 200
*interaction médicamenteuse avec la rifampicine
*résistance croisée à l'IP
*lourdeur du traitement

3.1.19.2 2INRT+1INNRT

*Efficacité prouvée cliniquement
*Puissance thérapeutique y compris avec une charge virale élevé
*Simplicité du traitement
*Contre indications si VIH2 et VIH1 du groupe o
*Intérêt en cas de tuberculose
*Effets secondaire immédiat

3.1.19.3 3 INRT

*Simplicité du traitement

*Peu d'effets secondaire

*Intérêt des coïnfections par exemple à la tuberculose

*Taux d'échec virologique élevé

*Effets secondaire à long terme : cytopathie mitochondriale

 Avec quoi commencer le traitement ?

Schéma de première ligne en cas de VIH1

Selon les recommandations de 2009, le schéma de **première ligne** pourra être fait de :

*AZT+3TC+EFV ou

*AZT+3TC+NVP ou

*TDF+3TC ou FTC+ EFV ou

*TDF+3TC ou FTC +NVP

Ne plus utilisé la stavudine en première intention en raison de :

*sa toxicité neurologique : neuropathies périphérique très douloureuse et irréversible

*sa toxicité mitochondriale : acidose métabolique

*lipodystrophie

Une constatation de l'échec clinique+ échec immunologique renvoie à un échec de première ligne et nécessite un passage à un schéma de seconde ligne.

Un inhibiteur de protéase boosté + deux INTI sont recommandés pour la seconde ligne.

Atazanavir boosté et Lopinavir boosté sont préférés en seconde ligne, une simplification des INTI en seconde ligne est recommandée.

*si D4T ou AZT utilisés en première ligne, en seconde ligne, utiliser le TDF+ 3TC ou FTC

*si TDF utilisé en première ligne, en seconde ligne utiliser l'AZT+3TC

En cas d'échec de deuxième ligne, on passe aux schémas de troisième ligne *les programmes nationaux doivent mettre en place des recommandations pour la troisième ligne en fonction des moyens de la pertinence et de la prévision de l'accès équitable aux traitements ARV

*la troisième ligne doit inclure de nouvelles molécules comme les inhibiteurs d'intégrase : raltégravir, les nouvelles générations d'INNTI tel que Etravirine, et d'IP

*les patients en échec de seconde ligne sans nouvelles molécules doivent continuer leur traitement avec une combinaison tolérée

Schémas thérapeutique en cas de VIH2

Première ligne :

*2INTI+ 1 IP boosté

AZT ou TDF+3TC/FTC associé au LOPINAVIR boosté est l'option préférentielle

*3INTI : AZT+3TC/FTC+TDF ou AZT+3TC+ABC

Ce schéma est applicable si le taux de lymphocytes TCD4 est supérieur à 200 ou le patient se trouve aux stades 1 ou 2 de la maladie, ou encore en cas de coinfection avec la tuberculose

Seconde ligne :

*2INTI+Saquinavir boosté

Quelques associations d'antirétroviraux recommandées en première intention

***trithérapie avec INNTI**

Abacavir	Lamivudine	Efavirenz
Didanosine	Emtricitabine	
Ténofovir		
Zidovuine		

NB : choisir un médicament dans chaque colonne

***trithérapie avec IP**

Abacavir	Lamiduvine	Fosamprénavir/RTV
Ténofovir	Emtricitabine	Lopinavir/RTV
Zidovudine		Saquinavir/RTV

Quelques associations fixes

*Association fixe à trois molécules

D4T+3TC+NVP=TRIOMUNE 30

AZT+3TC+ABC=TRIZIVIR

AZT+3TC+NVP

EFV+FTC+TFV=ARIPLA

*Association fixe à deux molécules

AZT+3TC=COMBIVIR

TDF+FTC=TRUVADA

ABC+3TC=KIVEXA

Principaux effets secondaire et toxicités des antirétroviraux.

AZT : toxicité hématologique ; myopathies mitochondriales

ddI : intolérance digestive dont pancréatites aiguës, polyneuropathie périphérique

ddC : polyneuropathie périphérique, ulcérations buccales

d4T : polyneuropathie périphérique, pancréatites aiguës, élévation modérée des transaminases

3TC : effets indésirables de faible intensité et transitoires

Abacavir : réactions d'hypersensibilité

Ténofovir : risque d'hypophosphorémie, d'atteinte tubulaire rénale

Névirapine : toxicité cutanée y compris des formes sévères (Stevens-Johnson; Lyell), hépatites d'hypersensibilité

Éfavirenz : rash, atteintes neurosensorielles

Delavirdine : rash

Indinavir : manifestations digestives, sécheresse cutanée, cristallisation urinaire du métabolite (lithiases et néphropathies

Interstitielles), hyperbilirubinémie asymptomatique

Saquinavir : manifestations digestives d'intensité faible à modérée

Ritonavir : manifestations digestives parfois intenses, paresthésies péribuccales

Nelfinavir : diarrhée, éruptions cutanées

Amprénavir : rash, diarrhée

Atazanavir : hyperbilirubinémie

Lopinavir : diarrhée

ddI : didanosine ; 3TC : lamivudine ; d4T : stavudine ; ddC : zalcitabine. Des manifestations digestives (nausée, perte d'appétit)

Sont habituelles et souvent transitoires avec tous les antirétroviraux. Tous les analogues nucléosidiques sont susceptibles, à des

Degrés divers, d'induire une toxicité mitochondriale. Les anomalies métaboliques (insulinorésistance, hypertriglycéridémie,

Hypercholestérolémie) sont fréquentes et plus intenses sous associations antirétrovirales comportant un inhibiteur de protéase

3 .1.20 Surveillance thérapeutique

Une consultation 8 à 15 jours après l'initiation du traitement antirétroviral est nécessaire afin de :

*S'assurer de la bonne compréhension du schéma thérapeutique

*Renouveler les conseils d'éducation thérapeutique

*Détecter les difficultés d'observance

*Analyser la tolérance initiale

Un bilan sera réalisé tous les 6mois si le taux de CD4 est supérieurs à 500/mm^3, et tous les 3 à 4 mois si les CD4 sont compris entre 200 et 500.

3 .1.21 Echec thérapeutique

On ne parlera d'échec thérapeutique qu'au bout de six mois ou plus de traitement, elle associe l'échec clinique, immunologique et virologique, elle peut être primaire ou secondaire ; les échecs primaires sont rares et le plus souvent liés à une inobservance thérapeutique.

3 .1.21.1 Echec clinique

Il s'agit :

*d'une détérioration clinique avec apparition de nouvelles maladies opportunistes ou récurrence de maladies autres que la tuberculose ou

*la survenue d'une affection des stades 3 ou 4 selon l'organisation mondiale de la santé

L'échec clinique a comme diagnostic différentiel : **le syndrome de reconstitution immune :**
C'est une détérioration clinique sous ARV entre le premier et le sixième mois de traitement, avec cependant une évolution immunologique et virologique bonne.

3.1.21.2 Echec immunologique

On parlera d'échec immunologique lorsque :
*le taux de lymphocytes TCD4 est inferieur à 100 cellules/millimètre cube à M12 ou
*en cas de retour du taux de CD4 au niveau pré thérapeutique ou en dessous, en l'absence de la survenue d'une infection concomitante pouvant expliquer cette baisse ou
*baisse de plus de 50% du nombre de lymphocytes TCD4 par rapport au pic atteint sous traitement en l'absence de survenue d'une infection concomitante pouvant expliquer cette baisse

3.1.21.3 Echec virologique

L'objectifs d'un traitement antirétroviral quelque soit la situation doit être l'obtention et le maintien d'une charge virale plasmatique inferieure à 50 copies /ml .Que ce soit après l'introduction du premier traitement ou d un traitement ultérieur, on distingue :
la non réponse au traitement : définie par une réduction de la charge virale plasmatique de moins d'un log copies /ml un mois après l'initiation du traitement
l'échec primaire : définie par la persistance d'une charge virale plasmatique détectable supérieure à 50 copies /ml et ceux six mois après l'instauration du traitement
l'échec secondaire : Qui correspond a un rebond de la charge virale plasmatique à plus de 50 copies /ml après une période de succès virologique confirmé sur deux prélèvement consécutifs
La confirmation de l'échec virologique est faite après documentation par 2 mesures de charge virale

Il convient de distinguer l'échec virologique de deux situations bien différentes.

*un arrêt de traitement, qu'il soit lié ou non à une rupture d'observance

*un blip de la charge virale plasmatique qui correspond à une virémie transitoire de faible amplitude

3.1.21.4 Conséquences de l'échec virologique

L' échec virologique est responsable de plusieurs conséquences :

*il expose au risque de progression et d'accumulation de mutations de résistance, exposant au risque de moindre efficacité du traitement de l'échec du fait d'une diminution progressive du nombre de cellules actives

*Tout échec virologique prolongé, même modéré compromet la restauration immunitaire ; une baisse des lymphocytes TCD4 ou une inflexion de leur pente d'évolution est observées chez des patients en échec virologique lorsque la charge virale plasmatique est supérieure à 10000 copies /ml lorsque la charge virale reste inferieure à 10000 copies/ml, les lymphocytes TCD4 restent stables ou continuent à augmenté, mais de manière significativement moins marquée que chez les patients en contrôle virologique prolongé.

*les infections opportunistes accrues surtout lorsque le taux de lymphocytes TCD4 est inferieure à 250 voir 300/ millimètre cube

*une charge virale supérieure à 400 copies/ml, de manière isolée, répétées ou permanente dans une période de 6 à 18 mois qui suit l' initiation d' un traitement antirétroviral actif est associé à une mortalité à 6 ans significativement plus élevé que celle des patients maintenant une charge virale inferieure à 400 copies/ml.

L'ensemble de ces éléments plaide pour une intervention thérapeutique systématique en cas d'échec virologique surtout si la charge virale plasmatique est supérieure à 500 copies/m.

3.1.22 Analyse de l'échec virologue

L'analyse d'une situation d'échec virologique doit comporter :

*une évaluation de l'observance

*la recherche d'effets indésirable, notamment les troubles digestifs, asthénie, les modifications corporelles fréquemment associés a une rupture d'observance

*la recherche d'un syndrome dépressif, d'alcoolisme, des conditions sociales précaires, de troubles de fonctions cognitives, facteurs associées à des difficultés d'observance

*la vérification du respect des doses, des horaires et des rythmes de prises d'antirétroviraux, notamment le respect des horaires prises par rapport aux repas pour les antirétroviraux qui le nécessitent

*un interrogatoire sur l'ensemble des médicaments pris par le patient, prescrits ou non en recherchant les possibilités d'interaction médicamenteuse, en particulier les modificateurs du PH gastrique avec certains inhibiteurs de la protéase

*un dosage plasmatique des concentrations résiduelles d'INNTI et/ou IP, surtout si l'on évoque un défaut d'observance, une interaction médicamenteuse ou une intolérance

En dehors de la situation de non réponse primaire à un premier traitement, un test génotypique de résistance doit être réalisé lorsqu'un changement de traitement est envisagé. Ce test génotypique est habituellement réalisable lorsque la charge virale est supérieure à 500 voir 1000 copies/ml, pour permettre la détection des résistances sélectionnées par le traitement en cour. Ce test génotypique de résistance est un élément essentiel pour guider le choix du nouveau traitement.

3.1.23 Changement de traitement après échec virologique

Afin de choisir de manière optimale la nouvelle association d'antirétroviraux, il convient dans tous les cas de tenir compte de :

* l'histoire complète des ARV pris par le patient depuis le premier traitement

*des données de tolérance, en veillant à ne pas réintroduire un médicament ayant provoqués des effets indésirables *des résultats du test génotypique de résistance réalisé sous traitement ayant entrainé l'échec virologique et interprété selon l'algorithme de l'AC11 et l'ANRS

*des données de l'ensemble des génotypes de résistance réalisés chez le patient.

3.1.24 Résistance du traitement au VIH

Il est recommandé de réaliser un test génotypique de résistance lors du diagnostic de l'infection par le VIH et de fonder le choix du traitement en tenant compte de ces données, il est également recommandé de renouveler ce test au moment de l'initiation du traitement en cas de suspicion de surinfection.

La résistance virale se définie sur plusieurs critères :

la rechute virale : augmentation confirmée de la charge virale plasmatique de plus 1 logarithme par rapport à la valeur la plus basse observée sous traitement, malgré l'obtention d'une réponse initiale

la rechute biochimique : augmentation confirmée des transaminases ALAT sous traitement, malgré l'obtention d'une réponse initiale

la résistance génotypique : détection des mutations sur le gène de la polymérase virale connues pour diminuer la sensibilité du virus au médicament

la résistance phénotypique : confirmation par un test in vitro que la sensibilité du virus a effectivement diminué

3 .1.25 Prévention de l'infection par le VIH

Face à l'impact du SIDA sur la société et dans les pays, des mesures nécessaires en dehors du traitement médical ont été prises afin d'offrir à la société une information suffisante et un accès convenable aux soins médicaux et psychosociaux. La riposte de l'épidémie du VIH passe non seulement par le traitement, mais aussi par la prise en charge psychosociale et la prévention.

Elle est non seulement individuelle, mais aussi collective.

3.1.25.1 Prévention Individuelle

* Utilisation de préservatifs au cours des rapports sexuels

*Utilisation de seringues à usage unique

*Protection du corps de santé contre les contaminations : ports de gangs, de masques, de lunettes lors des examens, protection contre les piqûres accidentelles avec interdiction de récapuchonage des aiguilles utilisées, en cas de piqûre ou de contamination cutanée infectante ; nettoyage prolongé par l'alcool à 70% ou de l'eau de javel à 0 ,1%

*Allaitement artificiel des nourrissons en cas de séropositivité de la mère lorsque les moyens financiers le permettent ;

*Information des sujets séropositifs sur les risques de transmission du VIH ;

*Informations des femmes séropositives sur les risques de transmission en cas de grossesse ;

*Le dépistage volontaire peut également rentrer en ligne de compte de la prévention, c'est un moyen qui permettra de détecter la maladie à son début afin de rendre la prise en charge encore plus efficace.

3.1.25.2 Prévention collective

*Dépistage des donneurs de sang et des donneurs séropositifs d'organe ;

*Limitations des transfusions : utilisation de l'hémodilution et de l'autotransfusion pour les opérations chirurgicales ;

*Chauffage des dérivés de sang ;

*Dépistage chez les groupes à risque

*Stérilisation stricte des matériels d'injections ou d'endoscopie ou utilisation de matériels à usage unique

*Campagne d'information en particulier auprès des groupes à risques : prostituées, drogués, homosexuels, hémophiles, voyageurs.

Le conseil social ou counseling a aussi un rôle éminent a jouer en matière de prévention. Il aide entre autre les PVVIH à pratiquer la prévention positive c'est-à-dire avoir des comportements positifs afin de prévenir la contamination chez les autres.

NB : Aucune vaccination contre le VIH n'est actuellement disponible.

3.2 Présentation du logiciel ESOPE

3.2.1 Généralités

Le logiciel ESOPE (Evaluation et Suivi Opérationnel des Programmes d'ESTHER) a été développé à la demande du fonds de solidarité thérapeutique international (FSTI) en 2002 dans le cadre du programme d'accès aux antirétroviraux(ARV) en Afrique. Il a pour objectif de faciliter le suivi des patients sous traitements et d'aider à la gestion de la file active et au suivi des activités.

Esope est un logiciel en progression avec des mises à jours régulières. De la version 2.0 en 2002, on est passé à la version 5.0 en 2010.Actuellement, Esope adulte permet le suivi individuel des personnes vivant avec la VIH (dossier médical, prescription ARV, observance, suivi clinique et biologique), la production des rapports de cohorte et d'activités et d'analyse statistiques complémentaires après exportation des bases.

La multiplication des centres de prises en charge dans beaucoup de pays a fait apparaitre le besoin d'un outil performant de suivi-évaluation national, ESOPE national est une plateforme de compilation et de transmission des données en utilisant le Web. Cette version est actuellement en test sur le terrain au MALI, au BURKINA FASO et au TOGO.

Il existe également une option de la version adulte qui est ESOPE Light utilisée dans les centres périphériques, possédant deux écrans de saisie mais utile pour des rapports de cohortes et d'activités. Le logiciel ESOPE présente plusieurs modules :

*un module de gestion des patients

*un module de gestion des visites

*un module d'analyse avec 5 composantes :

-le suivi d'activité

-le suivi médical des patients traités et non traités

-le suivi médico-économique

-le suivi de la disponibilité de stock et de l'observance

-le suivi pharmacologique

*un module de transfert des données.

L'accès au logiciel est protégé par un système de login et de mot de passe, les données sont enregistrées dans des fichiers cryptés qui ne peuvent être lus que par le logiciel. ESOPE est diffusé gratuitement par ESTHER qui assure également la formation initiale à l'utilisation et fournit le matériel dans les centres appuyés par ESTHER. Une assistance par courriel est assurée et un site internet permet de télécharger le logiciel et la documentation. ESOPE est maintenant mis en place dans de nombreux sites de prises en charge des PVVIH en Afrique subsaharienne : Bénin, Cote d'ivoire, Burkina Faso, Cameroun, Gabon, Mali, Sénégal, Burundi, Niger, RCA, Tchad et Maroc. ESOPE a été adopté comme logiciel de référence pour le suivi médical des PVVIH au Bénin, au Burkina Faso, au Mali et au Togo.

Actuellement, plus de 60.000 patients ont déjà été saisis sur ESOPE.

3.2.2 Présentation des principaux écrans du logiciel ESOPE

La page d'accueil d'ESOPE permet d'accéder aux différents menus et aussi de prendre connaissance du nombre de patients saisie et du nombre de visites saisies.

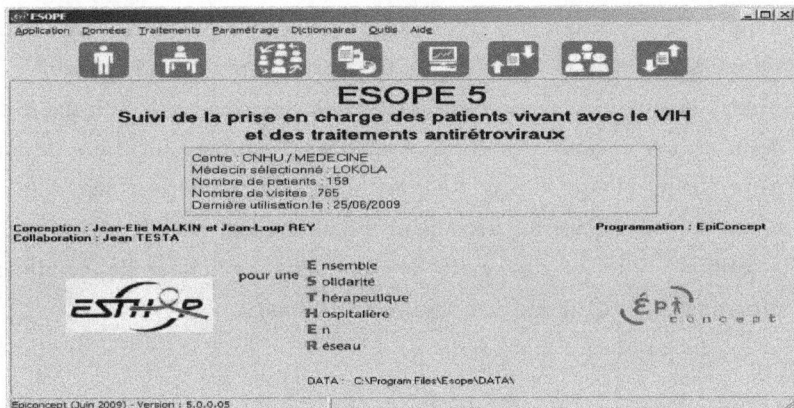

Figure6 : page d'accueil

La création du nouveau dossier d'un patient se fait à travers trois écrans : le premier contient des données sociodémographiques et économiques des patients et des renseignements sur la date de la sérologie VIH ; le second contient des renseignements sur les antécédents médicaux et sur les transferts, enfin le troisième écran permet de renseigner des variables personnalisées crées à la demande.

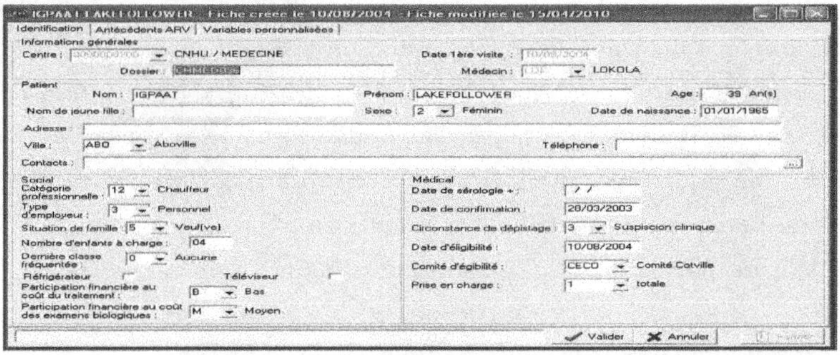

Figure 7 : Dossier patient

La visite initiale d'un patient se compose de cinq écrans : un écran clinique, un écran biologique, un écran de prescription ARV avec des renseignements de la ligne thérapeutique, un écran autres prescriptions, et un écran variable personnalisé. Il ya aussi la possibilité d'éditer l'ordonnance du patient.

Les visites de suivi se composent en plus des cinq écrans de la visite initiale, de deux autres écrans : un écran événement clinique survenus depuis la dernière visite et un écran traitement actuel permettant de saisir les éléments de compliance au traitement préalablement prescrits et la décision thérapeutique. Il existe également des fonctions d'affichage de modification, de suppression, et d'édition des données de la visite.

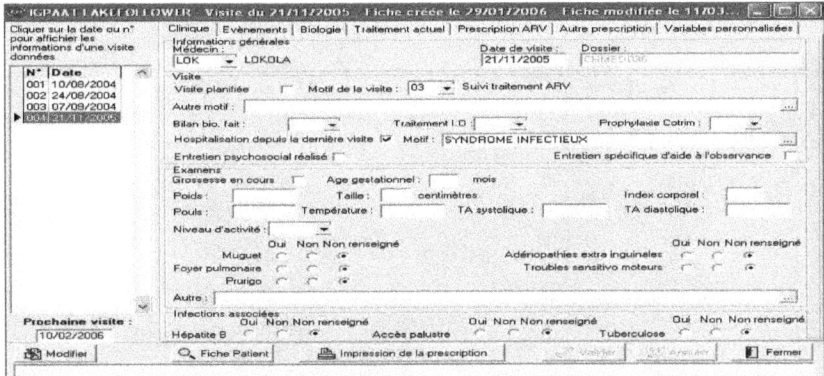

Figure 8 : Ecran clinique

Le logiciel ESOPE assure une confidentialité et une sécurisation des données. La saisie des différentes données dans le logiciel sa fait après chaque visites de patients sous traitements, la visite initiale est généralement ajouté au moment de la saisie de la fiche du patient. En mode de saisie rapide, la visite ne comporte qu'un écran de saisie ; en mode de saisie complète, la visite initiale se compose de cinq écrans accessibles à l'aide d'onglets situés sur la partie haute de l'écran : un écran clinique, un écran biologique, un écran prescription ARV, un écran autre prescription, un écran variable personnalisé.

L'écran biologique qui nous intéresse le plus dans notre étude permet à chaque visites des la première de saisir les éléments de surveillance biologique du patient et d'indiquer si une perturbation biologique est liée au traitement. Certains champs attendant des valeurs numériques exprimées dans les unités standards, pour d'autres, les unités de mesures, les intervalles de valeurs normales sont paramétrés par l'utilisateur, les autres champs sont renseignés en cliquant sur le bouton correspondant.

En ce qui concerne la charge virale, les chiffres correspondants sont indiqués et ceux mêmes lorsque la charge virale est indétectable c'est-à-dire inferieure à 25 ou 50 copies. Par défaut, le seuil indétectable est 0, il est saisi chaque fois que la charge virale est indétectable, cette notion est très importante pour les analyses.

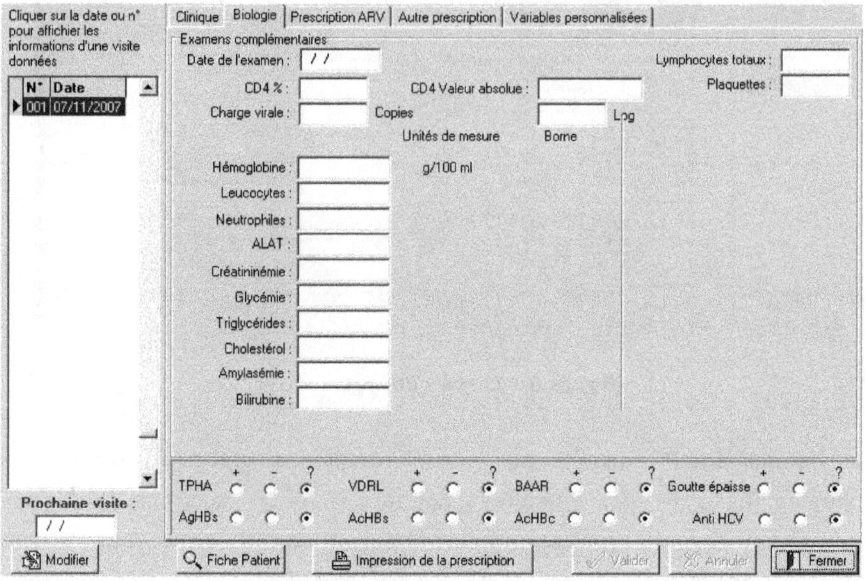

Figure 9 : Ecran biologique

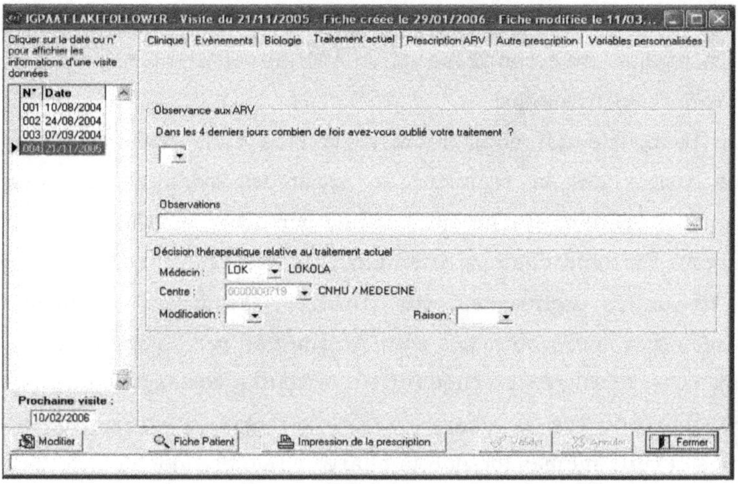

Figure 10 : Ecran visite traitement actuel

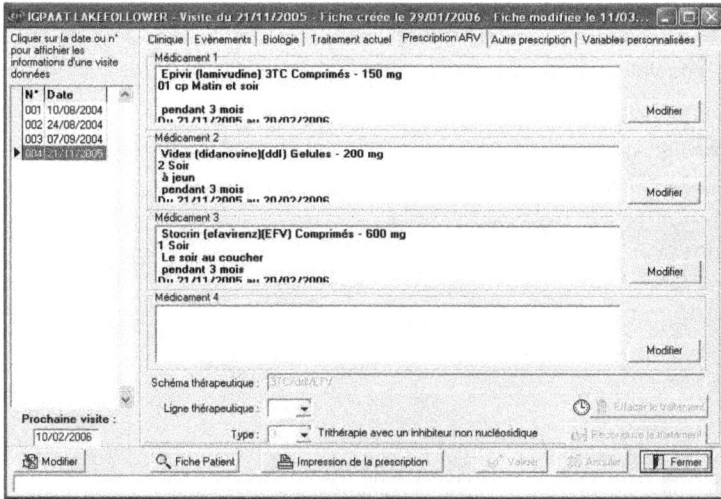

Figure 11 : Ecran visite prescription ARV

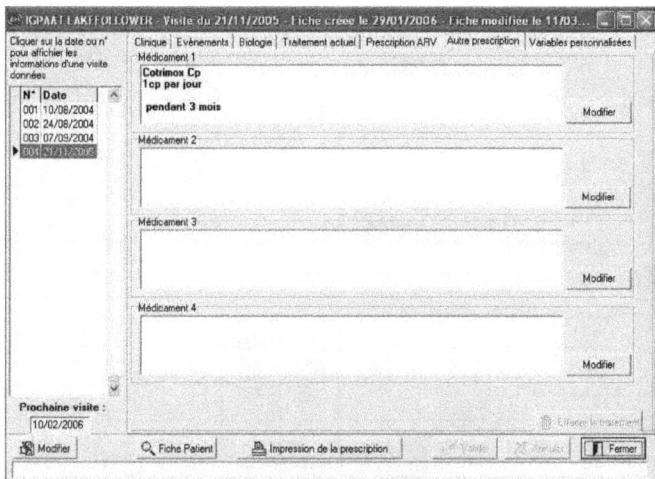

Figure 12 : Ecran visite: autres prescription

ESOPE facilite le suivi individuel du patients en permettant, en particulier de visualiser l'évolution des principaux paramètres biologiques (CD4, charge virale, taux d'hémoglobine et de cholestérol).

Il est possible de visualiser l'évolution des différentes constantes biologiques ; par exemple celle du taux de lymphocytes TCD4 et celle de la charge virale plasmatique.

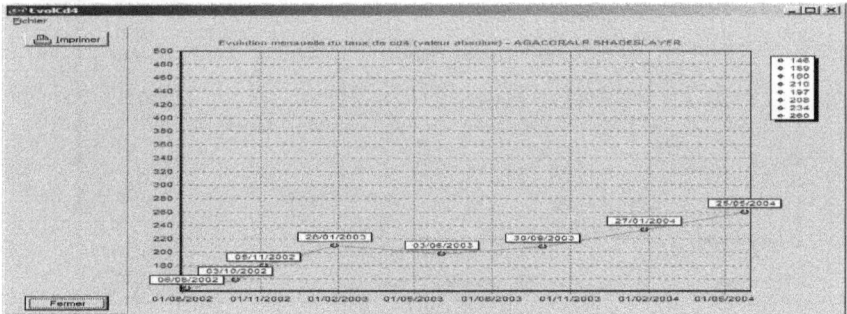

Figure 13: Evolution des CD4

ESOPE permet également d'analyser la file active des patients en produisant des rapports automatisés d'activités et de cohorte, permettant de comparer la saisie par période.

Figure 14 : Rapport d'activité

RAPPORT DE COHORTE : PATIENTS SOUS ARV

Centre : HOPITAL DE JOUR BOBO DIOULASSO	Début :	01/01/2007	Fin :	30/06/2007

Cohorte	Nbre
Initiant le Traitement	
Patient initiés dans la structure	332
Patient référés par une autre structure	24
Total cohorte initiale	356
Sous première ligne originale	219
Sous première ligne substitué	0
Sous deuxième ligne	0
ligne non précisée	137
Nbre de résultats CD4 (Valeur Absolue)	250
Médiane CD4 (Valeur Absolue)	200
Charge virale (Nbre de résultats)	90
Charge virale (Nbre d'indétectable)	0
Charge virale (% d'indétectable)	0
Après 6 mois de Traitement	
Patients transférés vers une autre structure	4
Patients décédés	21
Patients perdus de vue	44
Patients arrêtés	0
Cohorte - Transferts - Décédés - Perdus de Vue - Arrêts	0
Patients en cours de traitement au 6ème mois	287
Sous première ligne	182
Sous deuxième ligne	0
ligne non précisée	105
% vivants et sous traitement	81.7
Nbre de résultats CD4 (Valeur Absolue)	258
Médiane CD4 (Valeur Absolue)	259
Charge virale (Nbre de résultats)	3
Charge virale (Nbre d'indétectable)	0
Charge virale (% d'indétectable)	0
% patients avec gain de poids >=10%	25.1
Après 12 mois de Traitement	
Patients transférés vers une autre structure	9
Patients décédés	31
Patients perdus de vue	74
Patients arrêtés	0
Cohorte - Transferts - Décédés - Perdus de Vue - Arrêts	0
Patients en cours de traitement au 12ème mois	242
Sous première ligne	152
Sous deuxième ligne	0
ligne non précisée	90
% vivants et sous traitement	70.5
Nbre de résultats CD4 (Valeur Absolue)	230
Médiane CD4 (Valeur Absolue)	321
Charge virale (Nbre de résultats)	1
Charge virale (Nbre d'indétectable)	1
Charge virale (% d'indétectable)	100
% patients avec gain de poids >=10%	35.9

Figure 15 : Rapport de cohorte

ESOPE dispose également d'un certain nombre d'outils permettant, en particulier d'évaluer la qualité des données saisies avec les outils « File viewer » et paramétré une exportation.

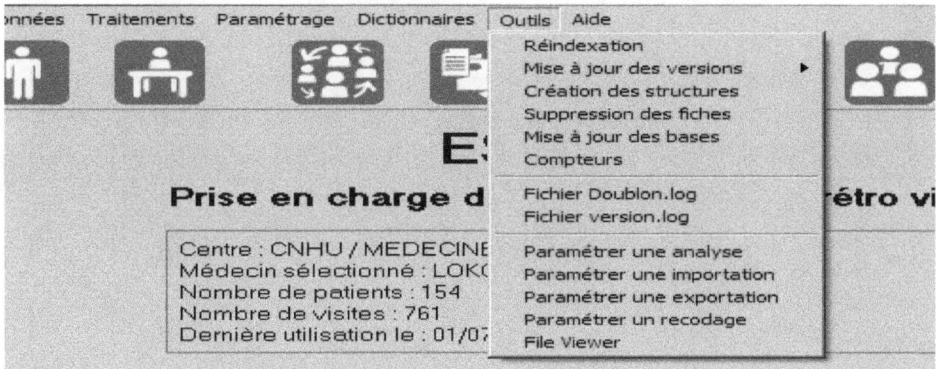

Données Traitements Paramétrage Dictionnaires	Outils	Aide
	Réindexation	
	Mise à jour des versions ►	
	Création des structures	
	Suppression des fiches	
	Mise à jour des bases	
E	Compteurs	
Prise en charge d	Fichier Doublon.log	rétro vi
	Fichier version.log	
Centre : CNHU / MEDECINE	Paramétrer une analyse	
Médecin sélectionné : LOK(	Paramétrer une importation	
Nombre de patients : 154	Paramétrer une exportation	
Nombre de visites : 761	Paramétrer un recodage	
Dernière utilisation le : 01/07	File Viewer	

Figure16 : Les outils d'ESOPE

3.3 Importance des enregistrements médicaux électroniques dans la prise en charge des PVVIH

Le système d'enregistrement médical électronique est l'un des moyens efficaces pour améliorer la prise en charge et le suivi des patients atteints de VIH/SIDA .Il fournit des renseignements sur les décisions cliniques, biologique(parmi lesquelles la charge virale plasmatique) et les erreurs de médication en générant une qualité des données fiable .Il permet une identification précoce des patients qui ont manqué à leur rendez vous et donc facilite leur recherche, il fournit également une plateforme pour la recherche opérationnelle .Les patients pourraient bénéficier directement ou indirectement de l'amélioration des qualités de données puisque les données cliniques précises sont un pré requis pour un haut standard de soin et de suivi, lequel est un support pour la rétention des patients dans le programme de traitement.

3.4 Description du laboratoire ALGI

Le laboratoire d'analyse biomédicale ALGI est situé au quartier Quinzambougou dans la rue TITI NIARE, porte N° 1427. Il fut d'abord appelé ALDI qui était l'association entres une clinique et un laboratoire. C'est en 2003 que le laboratoire est devenu indépendant et à commencer à multiplier les différentes sections en son sein. Le laboratoire ALGI a à sa disposition un personnel qualifié composé de :

*Quatre professeurs comme consultants

*un médecin biologiste

*cinq pharmaciens

*cinq biologistes

*sept techniciens supérieurs de laboratoires

*trois infirmiers

*trois secrétaires

*cinq manœuvres, et

*un informaticien.

Ce personnel a à sa disposition un équipement à la pointe de la technologie dans le souci de satisfaire les patients. Il est constitué également de plusieurs sections :

Une section de bactériologie, biochimie, immunologie, hématologie, sérologie, parasitologie, biologie moléculaire, d'anatomopathologie et de cryogénique. Chacune des ces sections est dotée d'appareils permettant de rehausser la qualité de son service.

3.5 Description du CESAC

Le Centre d'Ecoute, de Soins, d'Animation et de Conseil (CESAC) de Bamako Crée en septembre 1996 grâce au soutien financier de la coopération française en collaboration avec le ministère de la santé, des personnes âgées et de la solidarité de l'époque, le CESAC est une structure communautaire de prise en charge globale des personnes infectées par le VIH/SIDA appuyée par ARCAD/SIDA qui en assure la gestion.

Les activités qui y sont menées sont : le dépistage, les soins, l'accompagnement du patient, la prévention et les soins aux populations vulnérables, la dispensation des IO er des ARV ainsi que le suivi de leur observance, les analyses biomédicales au laboratoire, l'assistance sociale du patient ainsi que la formation et les recherches.

*Situation géographique du centre

Le CESAC est situé au centre commercial de Bamako dans les locaux alloués par le ministère de la santé. Il est situé dans la rue Archinard dans la même enceinte que le service social du district, contigu au centre d'accueil et d'orientation des enfants (CAOE) et à l'est du ministère de l'administration territoriale et des collectivités locales.

*Les équipements et la logistique

Le local du CESAC est constitué de quarte bâtiments comprenant au total 20 pièces dont :

-une salle d'accueil

-une salle de documentation faisant aussi fonction de salle d'attente et de réunion

-une salle de soins et de prélèvement avec une salle d'observation du jour contiguë (5 lits)

-quatre bureaux pour les consultations médicales et le counseling

-un bureau pour la pharmacie composé de deux salles de dispensation et un magasin de stock contigu

-deux bureaux pour le service social

-une salle d'analyse biologique

- une salle pour les archives

-une salle pour les opérateurs de saisie

-un container (utilisé au SEREFO)

-deux sanitaires et un magasin

*Le personnel

Le personnel est pluridisciplinaire et est placé sous la responsabilité du coordonateur.

Il est constitué d'une équipe permanente composée de 31 personnes

-quatre médecins dont le coordonateur, un responsable des activités techniques et deux médecins d'appui

-un pharmacien et un auxiliaire

-deux techniciens de laboratoire

-trois assistants sociaux

-un infirmier d'état et deux infirmiers du premier cycle

-un secrétaire

-quatre conseillers psycho-sociaux

-deux opérateurs de saisie

-un archiviste

-un chauffeur

-deux techniciens de surface

-trois gardiens

L'équipe mobile est composé de :

-deux infirmiers pour les soins à domicile

-des animateurs PVVIH (AFAS-AMAS) pour l'auto support.

*Les objectifs du CESAC :

-Promouvoir une prise en charge de qualité dans le respect de l'éthique et des droits des personnes

-faciliter l'accès au conseil et aux soins : En offrant aux personnes infectées par le VIH /SIDA ainsi qu'à leur familles un lieu d'accueil, de rencontre d'orientation d'information, de soutien psychologique ; En servant de lieu de prélèvements pour le dépistage volontaire et d'observation journalière pour les PVVIH.

-Permettre aux intervenants du domaine de disposer d'un espace de rencontre, d'échange, d'informations et de formations

-Améliorer la qualité de vie et de bien être des PVVIH en leur offrant une prise en charge globale en milieu extrahospitalier (accompagnement, soins à domicile ...).

*Organisation et fonctionnement du CESAC

Depuis 2001, le CESAC a été retenu comme l'un des trois centres accrédités pour la prise en charge des patients VIH positif dans le cadre le l'IMAARV. La prise en charge au CESAC offre des services de conseil, de dépistage, de traitement des IO, du traitement ARV ainsi que d'accompagnement psychosocial. Tous ces services sont offerts en ambulatoires sans hospitalisation au long court. Le CESAC est composé de différentes unités qui sont présentes selon la chronologie type d'une prise en charge et de suivi d'une consultation. Elles sont distinctes et complémentaires, chaque membre de l'équipe a une fonction précise au sein des unités. Les autres unités sont : conseil/dépistage, consultation médicale, pharmacie communautaire/biologie, assistance sociale, infirmerie/hôpital du jour (HDJ).

La prise en charge commence à l'unité d'accueil, qui a pour rôle d'accueillir et d'organiser le circuit des visiteurs à l'intérieur du CESAC selon le motif de la visite .La majorité des dépistages qui y sont effectués le sont à partir des signaux alarmants pouvant être envoyés par la symptomatologie clinique des patients(suspicion clinique).Viennent ensuite les dépistages effectuées sur initiative personnelle et volontaire ; et enfin une faible proportion résulte des dépistages ayant pour cause la PTME, le don de sang et les AES, le dépistage dans le cadre des stratégies avancées.

Une fois dépisté à l'unité biologique, les patients positifs sont envoyés à l'unité médicale où, en fonction de leur statut immunologique, ils sont ou non inclus dans la file active. Le suivi de ces patients est selon leur consultation clinique, d'abord mensuel, puis bimensuel. Lors de ces suivis, le point sur l'observance et la tolérance aux traitements est fait. C'est à l'occasion de ces suivis que le traitement pour les mois à venir est délivré, la date du prochain rendez-vous est déterminée à chaque visite. Les sujets inclus dans le programme et qui ne se sont toujours pas présentés au centre six mois après la date de leur dernière visite sont considérés comme perdus de vue.

4 Méthodologie

4.1 Lieu d'étude

Notre étude a été réalisée dans deux sites : le laboratoire ALGI où les analyses de laboratoires ont été effectuées ; et au centre d'Ecoute, de Soins, d'Animation et de Conseils (CESAC) de Bamako où les échantillons de sang ont été collecté. Ce centre a été retenu pour ses atouts : C'est l'un des plus grands centres de prise en charge des personnes vivant avec le VIH au Mali. Il utilise un système de recueil d'informations de routine informatisé depuis 2005, au moyen d'un logiciel de suivi de la prise en charge des PVVIH (ESOPE).

4.2 Type et période d'étude

Il s'agit d'une étude de cohorte (2000-2010) de l'analyse et évolution de la charge virale plasmatique du VIH chez les patients sous traitements ARV au CESAC de Bamako. Notre étude a comporté 2 volets :
-une première partie de mise à jour de la complétude et de la qualité des données biologique en particulier la charge virale plasmatique de la base ESOPE des patients ayant au moins une charge virale .Cette partie s'est déroulé du 1er aout 2010 au 16 mai 2011.
-une deuxième partie d'analyse de la base de données portant sur les patients ayant au moins une charge virale et inclus dans la cohorte du 1er janvier 2000 au 30 novembre 2010.

4.3 Population d'étude

Cette étude a concerné tous les patients séropositifs au VIH sous traitement ARV, suivi au CESAC, âgés de 16 ans et plus et ayant au moins une charge virale.

4.4   Critères d'inclusion

- Les patients à sérologie VIH positive venant pour le bilan de suivi du traitement ARV à travers la charge virale, qui ont donné leur consentement écrit ou oral pour un prélèvement sanguin.
- Les patients âgés de 16 ans et plus et inclus dans la cohorte du 1er janvier 2000 au 30 novembre 2010.

4.5   Critères de non inclusion

- Les patients à sérologie VIH positive qui ne se sont pas présentées pour la charge virale, ou qui ont refusé de donner leur consentement.
- Les patients à sérologie VIH positive qui se sont présentées pour d'autres suivis et tests différents de la charge virale.

4.6 Variables étudiées

Les informations collectées sur les patients comprenaient les données sociodémographique (le sexe, l'âge, la profession, le lieu de résidence, la situation matrimoniale) ; les données clinique (stade OMS, type de VIH,) biologique (la charge virale plasmatique, le taux de CD4) ; le traitement (année de mise sous traitement, durée du traitement).

La rétention concerne tous les patients inclus et régulièrement suivis à la fin d'une période d'étude donnée.

Les perdus de vue sont les patients sous ARV non revus 6 mois après la dernière visite de traitement ou tout patient non traité et non revu 6 mois après la dernière visite de suivi.

Sont considérés **comme perdus de vue immédiats** les patients non revus dés le troisième mois après l'inclusion.

Les patients transférés sont ceux qui quittent un site de traitement pour un autre ou une ville pour une autre.

4.7 Méthode de collecte des données

Dans le cadre de notre étude, l'enquête analytique a utilisé les informations contenues dans la base de données du logiciel ESOPE, en vue de réaliser cette analyse, la mise à jour de la base de données ESOPE a été nécessaire. Les différents dossiers des malades sous traitement ARV ont été examinés, et les charges virales saisies dans la logiciel ESOPE pour la mise à jour de la base des données. La mise à jour de cette base s'est faite selon les étapes suivantes :

-Première étape : récupération des cinq bases de résultats de charge virale au laboratoire ALGI (2006 à 2010), et extraction des numéros de dossiers du CESAC, du laboratoire ALGI, dates de réalisation de charge virale de chaque patient (tous cela a été réalisé à partir du logiciel Microsoft Excel 2003).

-Deuxième étape : fusion des différentes bases à partir du logiciel Microsoft office Excel et à partir de cela, une liste de patients ayant au moins une charge virale à été extraite.

-Troisième étape :les dossiers de tous les patients figurant sur cette liste ont été consultés pour vérifier que toutes les charges virales ont été saisies dans le logiciel ESOPE, les dossiers dont les charges virales n'ont pas été introduites ou incomplètement introduites dans le logiciel ont été identifiés et saisies dans la base.

4.8 Analyse et traitement des données

- Les données ont été saisies et analysées par le logiciel ESOPE développé par la société EPICONCEPT ; Microsoft Office Word 2007 a été utilisé pour la saisie et le traitement de texte ; Microsoft Office Excel 2003 pour le recueil de données au laboratoire Algi
- La base ESOPE a été analysée par le logiciel SAS version 9.1.

- Les tests statistiques utilisés pour comparer les pourcentages ont été le test khi-2 ou le test de Fisher, les moyennes ont été comparées par le test de Student ou le test de Kruskhal-Wallis.
- Le seuil de significativité a été de 5%.

4.9 Considération éthique

L'étude a été réalisée au CESAC ou les dossiers des patients sont déjà informatisés dans le logiciel ESOPE. Des dispositions ont été prises pour préserver la confidentialité sur les informations portant sur l'identité des patients inclus dans la base (par exemple l'utilisation des numéros à la place des noms pour préserver l'anonymat des patients).

5 Résultats

Notre analyse a porté sur un nombre de 3051 patients, ayant au moins une charge virale plasmatique, sous traitement ARV inclus dans la base de données ESOPE et répondant aux critères d'éligibilité de notre étude.

La date de point d'analyse (le début de notre analyse) a été le 1er mai 2011. Le suivi minimum dans cette cohorte est de 6 mois et le suivi maximum de 11 ans.

5.1 Analyse descriptive de la file active des patients inclus sous traitements ARV et ayant au moins une charge virale plasmatique

5.1.1 Indicateurs globaux de l'ensemble de la cohorte

Nombre de patients traités : 3051

Nombre de visites réalisées chez les patients traités avec ou sans charge virale : 7713

Nombre de perdus de vue : 698(22,88%)

Nombre de perdus de vue immédiats : 26(3,77%)

Rétention globale : 73,28%

Décès : 92(3,02%)

Transfert : 94(3,08%)

Durée de suivi : moyenne=48,1mois ; médiane=48,9mois

5.1.2 *Distribution de charges virales réalisées*

Tableau7 : Distribution des patients en fonction du nombre de CV

Nombre de CV	effectifs	Pourcentage(%)
1	3051	100
2	1886	61,8
3	1211	39,7
4	746	24,5
5	435	14,3
6	229	7,5
7	96	3,2
8	35	1,2
9	15	0,5
10	5	0,2
11	3	0,1
12	1	0,0

61,8 % des patients avaient au moins 2 charges virales.

Tableau 8: Distribution du nombre de CV par année d'inclusion

année	effectifs	Pourcentage (%)
2000 -2003	227	7,5
2004	302	9,9
2005	511	16,8
2006	722	23,8
2007	502	16,5
2008	346	11,4
2009	338	11,2
2010	83	2,7

NB : fréquence manquante : 20

A partir de 2007, le nombre de patients ayant au moins une charge virale et sous traitement ARV a diminué régulièrement, pour avoir un pourcentage de seulement 2,73 en 2010.

5.1.3 *Caractéristiques sociodémographiques de l'ensemble de la cohorte*

5.1.3.1 En fonction du sexe

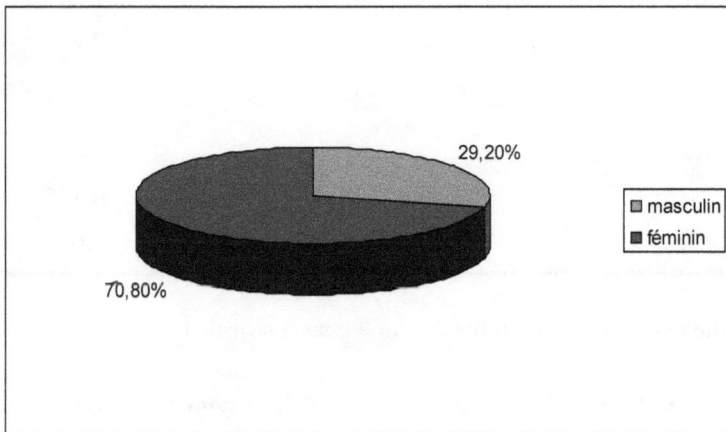

Figure 17 : Distribution des patients par sexe

On notait une nette prédominance de femme sous traitement et ayant au moins une CV avec un sexe ratio de 0,29

5.1.3.2 En fonction de l'âge

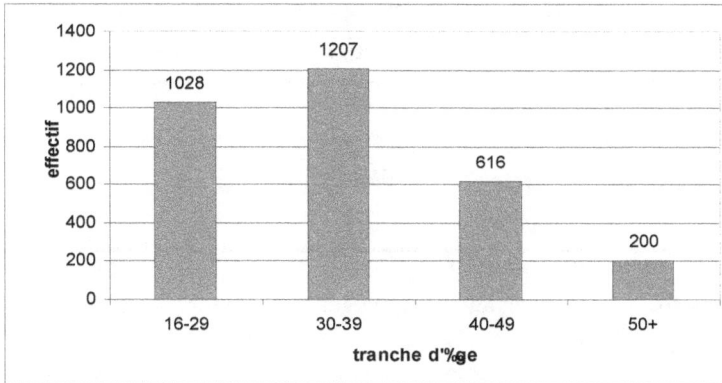

Figure 18 : Distribution des patients par tranche d'âge

Les tranches d'âges les plus représentées étaient celle de 30-39 ans (39,56%), suivie de celle de 16-29 ans (33,69%).Les âges extrêmes étaient 16 et 80 ans, l'âge moyen était de 34 ans et l'âge médian de 33 ans.

5.1.3.3 Situation matrimoniale

Tableau9: Distribution des patients selon la situation matrimoniale

Situation matrimoniale	Effectif	Pourcentage (%)
Célibataires	463	15,5
Mariés monogame/polygame/concubin(e)	1863	62,4
Veuf (ve)/divorcé(es)	658	22,0

Fréquence manquante : 67

Les mariés étaient les plus représenté (62,43%), le nombre d'enfant en moyenne était de 3,2 par patient.

5.1.3.4 La profession

Tableau 10 : *Distribution des patients selon le secteur d'occupation*

profession	effectifs	Pourcentage (%)
Secteur informel	250	8,9
Secteur moyen	654	22,1
Secteur supérieur	668	22,7
ménagères	1376	46,7

NB : fréquence manquante : 103

*secteur informel : ouvrier agricole, artisan, chauffeur, agriculteur, chômeur n'ayant jamais travaillé, ouvrier non qualifié

*secteur moyen : employé de commerce, ouvrier qualifié, employé administratif d'entreprise privée, militaire et autres corps habillés, commerçant, fonctionnaire hors policier et militaire

*secteur supérieur : chef d'entreprise, profession libérale, enseignant, clergé et religieux, élevé et étudiant, personnel de santé hors médecin

La majorité des patientes étaient des ménagères (46,68%)

5.1.3.5 Le niveau d'étude

Tableau 11: *Distribution des patients en fonction du niveau d'étude*

Niveau d'étude	effectifs	Pourcentage (%)
Aucun	1451	49,0
Primaire/medersa	925	31,2
Secondaire/université	589	19,8

Fréquence manquante : 86

La proportion de patients non scolarisés était de 49%

5.1.3.6 Lieu de résidence

Nous avons obtenu que 85,4% des patients résidaient à Bamako, le reste (14,59%) venait hors de Bamako.

5.1.3.7 Nombre d'enfant par patient

Tableau 12: Distribution des patients traités en fonction du nombre d'enfant

Nombre d'enfant	effectifs	Pourcentage (%)
Aucun	227	19,0
1-2 enfants	707	40,5
3-5enfants	609	34,5
+ de 5 enfants	205	11,8

Fréquence manquante : 1303

Une grande partie des patients (40,45%) avaient 1à 2 enfants à leur charge

5.1.4 Caractéristiques biologiques et cliniques des patients traités.

5.1.4.1 Type de VIH, circonstance de découverte et stade clinique

Le VIH1 était l'agent infectieux le plus fréquent : 97,8%

Tableau 13 : Distribution des patients en fonction des circonstances de découvertes

Circonstances découverte	effectifs	Pourcentage (%)
AES/PTME	25	0,9
Don de sang		
Suspicion clinique	2545	84,1
Dépistage volontaire	456	15,0

NB : fréquence manquante : 25

La suspicion clinique était la circonstance de découverte la plus fréquente pour 84,1%.

Tableau14: Stade clinique OMS

Stade OMS	effectifs	Pourcentage (%)
Stade 1	257	14,5
Stade 2	1126	63,6
Stade 3	338	19,1
Stade 4	49	2,8

NB : fréquence manquante : 1281

Le stade 2 de l'infection était le plus représenté à 63,6%.

5.1.4.2 Nombre d'examens biologiques et pesées réalisées en même temps que la charge virale

En plus de la charge virale réalisée, 4760 TCD4 avaient été réalisés au cours du suivi biologique.

5.1.4.3 Distribution des patients par année de mise sous traitement ARV

Tableau 15 : Distribution des patients ayant au moins une CV en fonction de l'année de mise sous TAR

Année	effectifs	Pourcentage (%)
1999-2003	75	2,5
2004	222	7,3
2005	444	14,6
2006	671	22,0
2007	630	20,8
2008	421	13,9
2009	422	13,9
2010	153	5,0

Fréquence manquante : 13

Le nombre de patients mis sous ARV a augmenté considérablement à partir de 2004 pour atteindre 22, 09% en 2006, à partir de 2007, il a diminué régulièrement pour n'être qu'a 5% en 2010.

* durée moyenne de suivi : moyenne= 48,1mois ; médiane=48,9 mois

*durée avant initiation ARV : moyenne=7,1 mois ; médiane=1,5 mois

*durée de suivi sous ARV : moyenne=41 mois ; médiane=42,1 mois

5.1.5 Distribution des schémas thérapeutiques :

Sur l'ensemble des visites réalisées, les schémas thérapeutiques se distribuaient de la façon suivante :

Tableau III Distribution de l'ensemble des traitements ARV prescrits

Schéma ARV	Effectif	Proportion (%)
3TC/AZT/EFV	386	6.2
3TC/AZT/NVP	594	9.5
3TC/d4T/EFV	374	6,0
3TC/d4T/IDV	255	4.0
3TC/d4T/NVP	3692	59.1
Autre schéma	956	15.2

Tableau IV : Distribution des traitements ARV en cours (à la dernière visite)

Schéma ARV	Effectif	Proportion (%)
3TC/AZT/EFV	135	6.7
3TC/AZT/NVP	186	9.2
3TC/d4T/EFV	117	5.8
3TC/d4T/IDV	91	4.5
3TC/d4T/NVP	1195	58.9
autre	304	15.0

Dans notre étude, 59,1% des patients avaient eu une prescription de Triomune et 58,9% au cours de la dernière visite.

5.1.6 Evolution des perdus de vue de la cohorte en fonction du recul

Globalement la proportion de perdus de vue sur l'ensemble de la cohorte était de 22,9 %. En fonction du recul les résultats étaient les suivants :

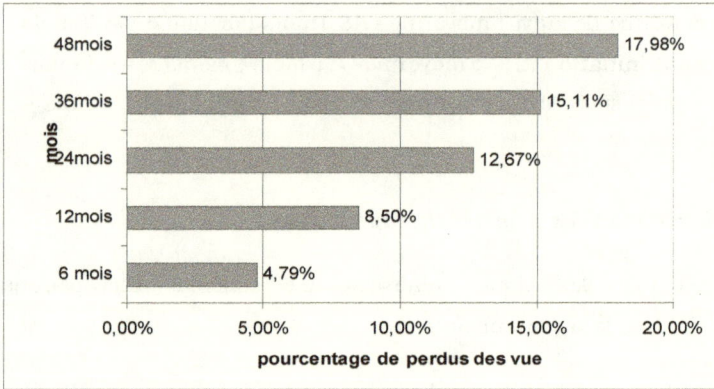

Figure 19 : Evolution des perdus de vues de la cohorte ayant un recul de 6mois, 12mois, 24mois, 36mois, 48mois

La proportion des perdus de vue a augmenté régulièrement jusqu'à 17,98% à 48 mois de recul.

5.1.7 Evolution de la rétention chez les patients de la cohorte en fonction du recul

Globalement la rétention sur l'ensemble de la cohorte était de 73,3%. En fonction du recul, la rétention était de :

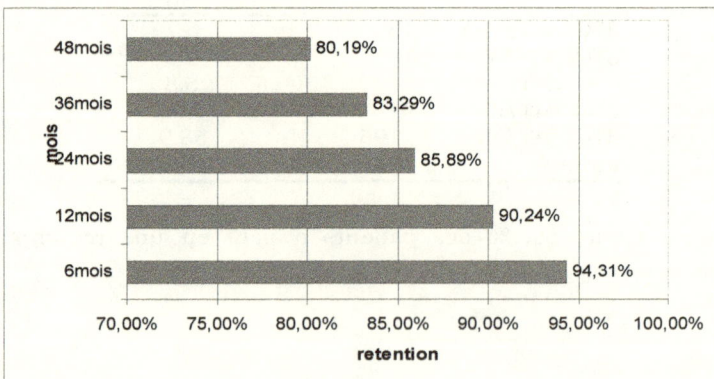

Figure 20: Evolution de la rétention chez les patients de la cohorte ayant un recul de 6mois, 12mois, 24mois, 36mois, 48mois

Le taux de rétention des patients dans le centre diminuait avec le temps, la rétention sur l'ensemble de la cohorte était de 73,28% : chez les patients ayant au mois 4ans de recul 80,19% d'entre eux était suivis.

5.1.8 Evolution des décès connus chez les patients de la cohorte en fonction du recul

Sur l'ensemble de la cohorte, la proportion de décès était de 3,0%.

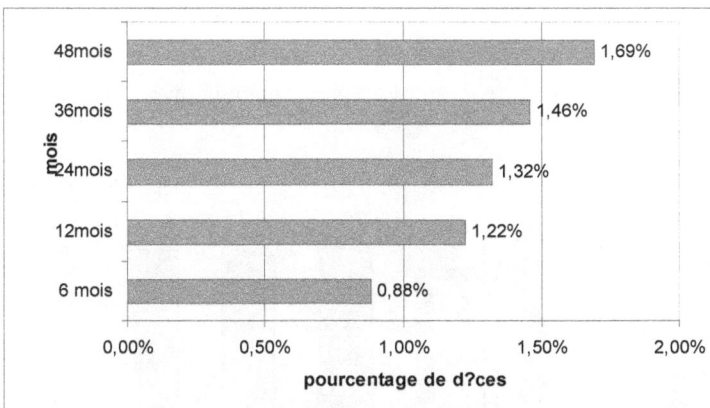

Figure2 1 : Evolution des décès chez les patients de la cohorte ayant un recul de 6mois, 12mois ,24mois, 36mois, 48mois

Le taux de décès a augmenté progressivement, pour atteindre 1,69% chez les patients ayant un recul de 48 mois, le taux de décès était le plus bas chez les patients ayant un recul de 6 mois (0,88%).

5.2 Analyse des charges virales plasmatiques chez les patients traités

5.2.1 Etude des charges virales indétectables (CVi)

Chez les patients traités depuis plus de 6 mois (n=2322), la proportion de patients ayant eu une négativation de la charge virale de traitement était de **70,8%.**

5.2.1.1 Charges virales indétectables en fonction de l'âge

On notait plus de CVi dans les tranches d'âge supérieure à 30 ans. On notait globalement une différence statistiquement significative entre les tranches d'âge (p < 0,001).

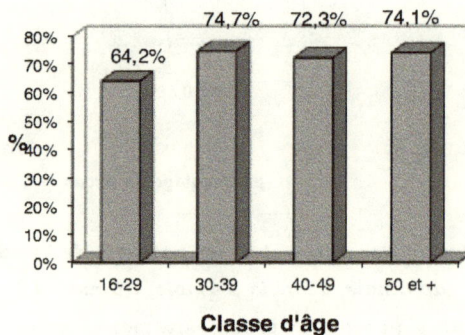

Figure 22 : Charge virale indétectable par tranche d'âge

5.2.1.2 Charges virales indétectables en fonction du sexe

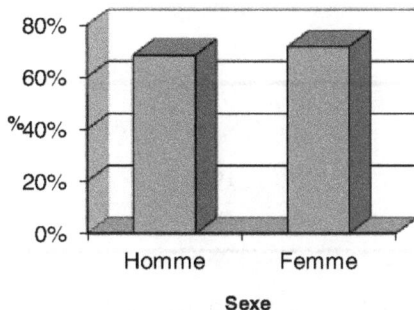

Figure 23 : Charge virale indétectable en fonction du sexe

La proportion de CVi ne différait pas entre les femmes (71,7%) et les (hommes 68,5%) (p=0,12).

5.2.1.3 Charges virales indétectables en fonction du stade clinique et des circonstances de découverte

Tableau 16 : Charge virale indétectable en fonction du stade clinique

Stade OMS	effectifs	Pourcentage (%) CVi
Stade 1	167	61,7
Stade 2	928	73,9
Stade 3	168	55,9
Stade 4	26	46,4

Fréquence manquante : 1031

Les patients de stade 1 et 2, avaient une proportion de négativation statistiquement supérieur aux patients de stade 3 et 4 (p < 0,001).

Tableau17 : Charge virale indétectable en fonction des circonstances de découverte

Circonstances découverte	effectif	Pourcentage (%) CVi
AES/PTME/don de sang	16	43,5
Suspicion clinique	1986	71,5
Dépistage volontaire	305	66,6

Fréquence manquante : 15

Les patients dépistés par suspicion clinique avaient une proportion de négativation de la charge virale plus élevé, différence statistique significative (p =0,05).

5.2.1.4 Charges virales indétectables en fonction de la situation matrimoniale

Tableau 18: Charge virale indétectable en fonction de la situation familiale

Situation familiale	effectif	Pourcentage (%) CVi
Célibataire	332	65,7
Marié monogame/marié polygame/concubin(e)	1431	70,2
Veuf (ve)/divorcée	523	76,1

Fréquence manquante : 27

Les veuf (ve) et divorcé(e) avaient le pourcentage de CVi le plus élevé; différence statistiquement significative (p<0,01).

5.2.1.5 En fonction du niveau d'étude

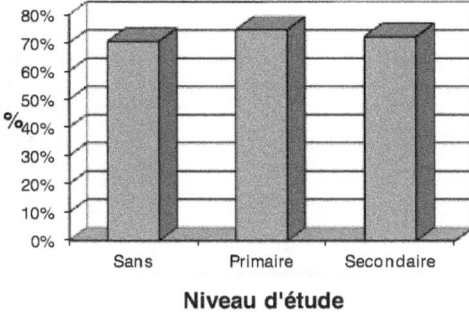

Niveau d'étude

Figure24 : Charge virale indétectable en fonction du niveau d'étude

On ne notait pas de différence de différence statistiquement significative entre les différents niveaux d'étude (p = 0,98).

5.2.1.6 En fonction de la profession

Tableau19: Charge virale indétectable en fonction du secteur d'occupation

profession	effectif	Pourcentage (%) CVi
Secteur informel	191	67,0
Secteur moyen	484	70,7
Secteur supérieur	503	69,4
ménagères	1083	71,8

NB : fréquence manquante : 61

Il n'y avait pas de différences statistiques significatives des CVi en fonction de la profession.

5.2.1.7 En fonction du lieu de résidence

70,5% des patients ayant une charge virale indétectable résidaient à Bamako, et 72,4 % résidaient hors de Bamako. Pas de différence statistiquement significative (p=0,49).

5.2.1.8 En fonction du nombre d'enfants

Tableau 20 : Distribution des patients ayant une CV indétectable en fonction du nombre d'enfant

Nombre d'enfants	effectifs	Pourcentage (%) CVi
Aucun	154	61,0
1-2 enfants	523	67,5
3-4 enfants	459	71,5
+ de 5 enfants	152	75,7

Fréquence manquante : 857

La proportion de négativation de charge virale augmentait avec le nombre d'enfants, différence statistique significative ($p < 0,05$).

5.2.1.9 Charge virale indétectable par année de traitement

Tableau21 : Distribution des patients ayant une CV indétectable en fonction de l'année de mise sous TAR

Année de traitement	effectifs	Pourcentage (%) CVi
2004	222	81,1
2005	440	81,1
2006	593	76,4
2007	534	72,3
2008	302	53,3
2009	121	33,1
2010	34	8,8

La proportion de CVi diminuait avec l'année de traitement ($p < 0,0001$).

5.2.1.10 Evolution de la charge virale indétectable chez les patients sous traitement à l'inclusion, 6 mois, 1ans, 2ans, 3ans et 4ans+

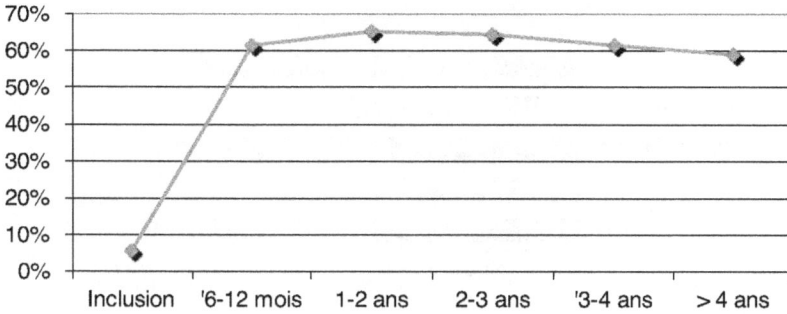

Figure 25 : Proportion de négativation de la CV au cours du suivi sous ARV

Au cours du suivi, le pourcentage de CVI est passé à 61,6% entre 6 et 12 mois, a ensuite légèrement augmenté progressivement entre 1 et 2 ans, pour ensuite diminuer avec les années, 59,2% au delà de 4 ans de suivi.

5.2.1.11 Etudes des charges virales indétectables en fonction du schéma thérapeutique

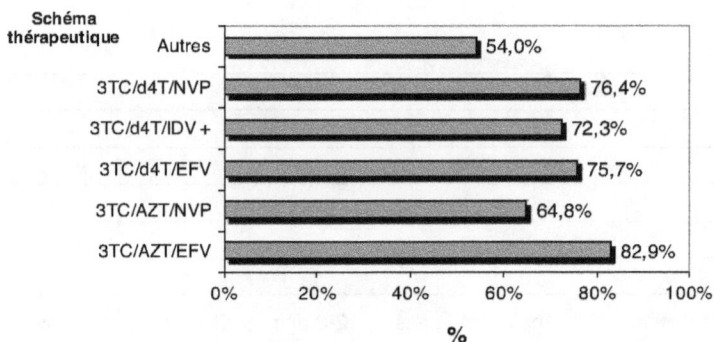

Figure 26 : Proportion de négativation de la CV en fonction du schéma thérapeutique

L'étude des CV en fonction du schéma thérapeutique a montré une meilleure performance pour les patients sous 3TC/AZT/EFV à 82,9%. Les patients sous le schéma de première ligne national (3TC/d4T/NVP) présentaient une charge virale indétectable de 76,4%. Pour l'ensemble des autres schémas thérapeutiques, les indicateurs étaient plus mauvais (CVi : 54,0%).

5.2.2 Etude des charge virales élevées (CVe)

La proportion de patients, traités depuis au moins 6 mois, présentant une charge virale supérieure à 100000 copies/mml lors de la dernière visite était de **13,6%**.

5.2.2.1 Charge virale élevée en fonction de la tranche d'âge

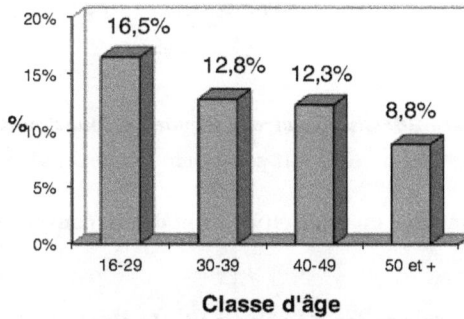

Figure 27 : Charge virale élevée en fonction de la tranche d'âge

La proportion de charge virale élevée diminue avec l'âge ($p < 0,05$).

5.2.2.2 Charge virale élevée en fonction du sexe

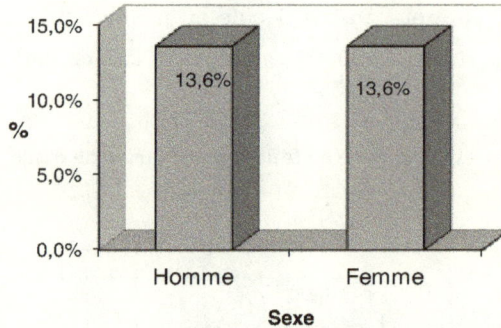

Figure 28: Charge virale élevée en fonction du sexe

La proportion de CVe ne différait pas entre les deux sexes p=0,98.

5.2.2.3 En fonction du stade clinique, et des circonstances de découverte.

Tableau 23 : Proportion de charge virale élevée en fonction du stade clinique

Stade OMS	effectif	Pourcentage (%) CVe
Stade 1	167	11,4
Stade 2	928	12,9
Stade 3	168	11,9
Stade 4	28	17,9

Fréquence manquante : 793

On ne notait pas de différence statistique significative entre les stades cliniques (p=0,78).

Tableau24 : *Charge virale élevée en fonction des circonstances de découverte*

Circonstance découverte	effectifs	Pourcentage (%) CVe
AES /PTME/Don de sang	16	18,7
Suspicion clinique	1986	13,5
Dépistage volontaire	305	13,8

Fréquence manquante : 15

Il n'existait pas de différence statistique significative pour les charges virales élevées en fonction du type de contamination.

5.2.2.4   En fonction de la situation matrimoniale

Tableau 25 : *Distribution des patients ayant une CV élevée en fonction de la situation matrimoniale*

Situation matrimoniale	effectif	Pourcentage (%) CVe
Célibataire	332	17,5
Marié Monogame /Marié polygame /Concubin (e)	1431	12,7
Veuf (ve)/Divorcé	523	13,8

Fréquence manquante : 36

Les célibataires avaient le plus grand pourcentage de CVe mais sans différence statistique significative (p=0,07).

5.2.2.5 En fonction de la profession

Tableau 26 : *CV élevée en fonction du secteur d'occupation*

profession	Effectif	Pourcentage (%) CVe
Secteur informel	191	16,7
Secteur moyen	484	13,2
Secteur supérieur	503	12,9
ménagères	1083	14,0

NB : fréquence manquante : 61

Il n'existait pas de différence significative pour les charges virales élevées en fonction de la profession (p=0,59).

5.2.2.6 En fonction du lieu de résidence

Chez les résidents à Bamako, 13,4% des patients avaient une charge virale élevée, contre 14,9% pour les résidents hors de Bamako, différence non statistiquement significative (p=0,47).

5.2.2.7 En fonction du niveau d'étude

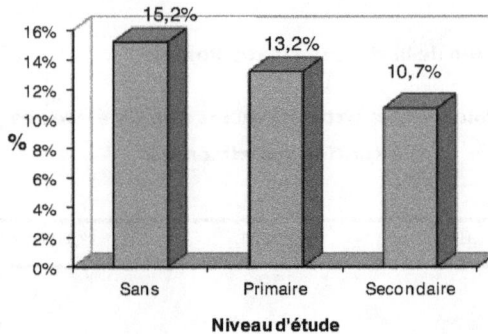

Figure 29 : Charge virale élevée en fonction du niveau d'étude

La proportion de CVe a tendance à diminuer avec l'augmentation de niveau scolaire, différence à la limite de la signification (p=0,056).

5.2.2.8 En fonction du nombre d'enfants par patients

Tableau27 : CV élevée en fonction du nombre d'enfant

Nombre d'enfants	Effectifs	Pourcentage (%) CVe
Aucun	154	16,2
1-2 enfants	523	16,8
3-4 enfants	459	12,2
+ de 5 enfants	152	14,5

Fréquence manquante : 1034

La proportion de CVe ne différait pas en fonction du nombre d'enfant (p=0,22).

5.2.2.9 Charge virale élevée par année de traitement

Tableau 28 : Distribution des patients ayant une CV élevée par année de traitement

Année	Effectif	Pourcentage (%) CVe
2003	41	12,2
2004	222	13,9
2005	440	12,3
2006	593	14,7
2007	534	13,7
2008	302	14,2
2009	121	15,7
2010	34	8,8

Entre 2003 et 2010, la proportion de charge virale élevée est restée relativement stable, sans une différence statistique significative.

5.2.2.10 Evolution de la charge virale élevée chez les patients sous traitement à 6 mois, 1ans, 2ans, 3ans et 4ans+

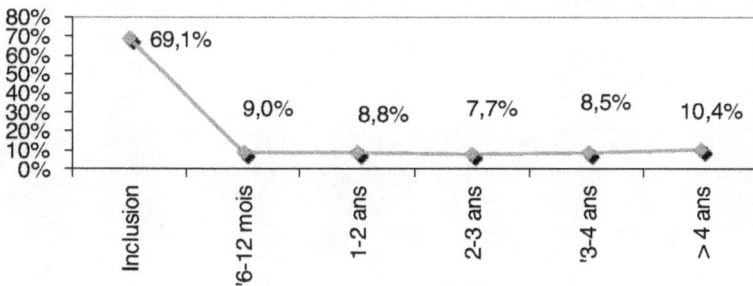

Figure30 : Charge virale élevée au cours du suivi

La proportion de charge virale élevée est restée relativement stable après 6 mois de traitement, mais dépasse 10% après 4 ans de suivi.

5.2.2.11 Etude des charges virales élevées en fonction du schéma thérapeutique

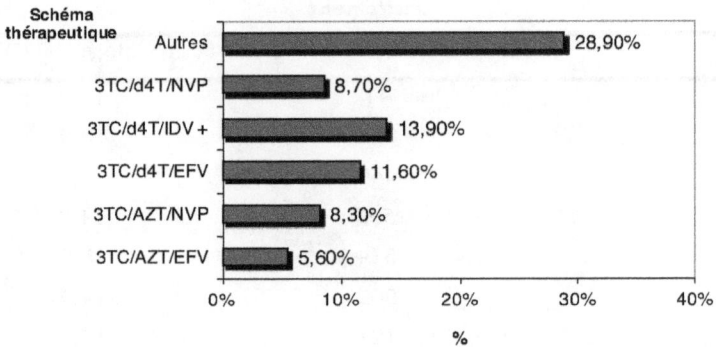

L'étude des charges virales élevées en fonction du schéma thérapeutique a montré une meilleure performance pour les patients sous 3TC/AZT/EFV à 5,60%. Les patients sous le schéma de première ligne national (3TC/d4T/NVP) présentaient une charge virale élevée dans 8,3% des cas. Pour l'ensemble des autres schémas thérapeutiques, cette proportion était beaucoup plus élevée (28,9%). (p<0,001).

6 Commentaires et discussion

6.1.1 Méthode de l'étude

Au cours de notre étude effectuée au CESAC de Bamako, un nombre total de 3051 patients sous traitement ayant au moins un bilan de charge virale de 2000 à 2010 ont été enregistrés avec 7713 visites réalisées. L'objectif de notre étude a été d'analyser l'évolution de la charge virale plasmatique de ces patients sous traitement. Le choix du CESAC comme site s'explique non seulement du fait de son accessibilité géographique, mais aussi parce qu'il est une structure de référence dans la prise en charge des PVVIH au Mali, ainsi que par l'existence d'une base de données de suivi des patients (ESOPE). Cette étude a permis de mettre à jour la base de données informatique du CESAC et de mettre en place des procédures d'identification des patients ayant au moins un bilan de charge virale, d'étudier les patients ayant des charges virales indétectables et élevées, en fonction des données sociodémographiques, du traitement attribué et de la durée de suivi. L'utilisation du système d'information et le recours aux dossiers en complément de la base de données informatisées nous a permis de minimiser considérablement les biais d'information dûs à une mauvaise documentation Les difficultés rencontrées au cours de notre étude étaient : beaucoup de CV non enregistrés, des dossiers incomplets, beaucoup de dossiers non retrouvés au niveau des archives, des patients ayant un dossier au CESAC mais non enregistrés dans la base ESOPE. Toutes les charges virales n'ont pas été mises à jour ce qui constitue un biais d'échantillonnage, cependant la taille de l'échantillon étudié permet de minimiser ce biais.

6.1.2 Analyse de la file active des patients inclus sous traitements ARV

Au cours de notre étude, 61,8% des patients sous traitement avaient au moins deux charges virales plasmatiques faites et on notait un total de 7713 CV réalisées. Nous avons noté concernant la distribution des patients par année d'inclusion une diminution régulière du nombre de patients à partir de l'année 2007, cette diminution peut s'expliquer par la décentralisation de la prise en charge des PVVIH avec la création des USAC dans presque chaque commune de Bamako.

6.1.2.1 Caractéristiques sociodémographiques

L'analyse a porté sur 3051 patients ayant au moins un résultat d'examen de charge virale.

6.1.2.1.1 *L'âge*

Dans notre étude, les adultes de la tranche d'âge 30-39 ans étaient prédominants, avec un âge médian à 33 ans. Nos résultats concordent avec ceux de l'EDSM- IV et de ceux de Traoré **[23]** qui ont obtenu la même tranche d'âge. La période d'activité sexuelle maximale correspondant à cette tranche d'âge exposant au risque de transmission des IST pourrait expliquer cette prédominance.

6.1.2.1.2 *Le sexe*

On note une prédominance féminine à 70,7% et un sexe ratio à 0,29. Ce résultat est supérieur à celui du rapport 2008 de l'ONUSIDA qui montre une proportion de femmes de 60% en Afrique subsaharienne **(3),** Haidara dans son étude sur l'évolution de la charge virale et du TCD4 dans une population de malades traités par l'association 3TC+d4T+NVP **(4)** trouve que 72,44% des patients infectés et sous traitement étaient des femmes. Ces résultats pourraient s'expliquer d'une part par l'illettrisme et la pauvreté dont sont victimes les femmes et d'autre part par la vulnérabilité physiologique des femmes (surface de contact plus large, sperme plus riche en VIH que les sécrétions vaginales).

6.1.2.1.3 *La situation matrimoniale*

La plupart de nos patients sous traitement étaient mariés ou vivaient en concubinage (62,4%) avec en moyenne 3,2 enfants à leur charge, ce résultat est proche de celui de Somsé **(20)** qui a obtenu 62,6% en 2010 avec en moyenne 3,1 enfants à leur charge ; et de celui de Traoré **(23)** qui a obtenu 68,3% en 2010. Compte tenu de la prédominance dans notre étude des patients de la tranche d'âge 30-39 ans, ce résultat n'est pas surprenant car au Mali à ces âges, la plupart des adultes sont mariés avec des enfants.

6.1.2.1.4 *La profession*

Dans notre étude, les ménagères étaient les plus représentées avec 46,7% des cas, Somsé **(20),** Traoré **(23),** Haidara **(4)** ont obtenu respectivement au sein du même groupe d'activités : 43,7% ; 39,2% et 58,2%. Cette prédominance de ménagères pourrait s'expliquer par le faible niveau d'instruction des femmes ce qui les rend rigides aux nombreuses campagnes de sensibilisation, et aussi par le fait qu'au Mali la fonction de femmes au foyer est la plus représentée.

6.1.2.1.5 *Le niveau d'étude*

49% des patients étaient non scolarisés, les personnes qui sont scolarisées ont plus de suivi biologique que les non scolarisées.

6.1.2.1.6 *Lieu de résidence*

La majorité de nos patients résidaient dans le district de Bamako dans 85,4% des cas, contre 14,5% hors de Bamako, ce résultat est proche de celui de Haidara Younoussa**(4)** qui a obtenu respectivement 86,73% et 13,26%.

6.1.2.2 Les données cliniques, biologiques

6.1.2.2.1 *Type de VIH*

Le VIH1 a été le type le plus représenté, soit 97,75% chez les patients traités, ces données concordent avec les études réalisées au Mali en particulier celles de Diarra (93,8%) à Mopti **(24)** et de Traoré (95,5%) à Bamako. Ceci confirme la prédominance du VIH1 au Mali.

6.1.2.2.2 *Circonstances de découverte*

La suspicion clinique était la circonstance de découverte la plus fréquente pour 84,1% des cas.

6.1.2.2.3 *Stade clinique*

Nous avons fait le constat que le plus grand nombre des patients avaient été découverts aux stades 2 et 3 de l'infection, ce résultat pourrait s'expliquer par le fait que la plupart des patients ne consulte les centres de prise en charge que lorsque les signes de la maladie commencent à se manifester.

6.1.2.3 Taux de perdus de vus, rétention, décès

6.1.2.3.1 *Perdus de vus*

Globalement la proportion des perdus de vue sur l'ensemble de la cohorte était 22,9%. La proportion de PDV a augmenté progressivement en fonction du recul, le taux le plus élevé a été observé à 48 mois (17,9%) ensuite à suivi 36 mois (15,1%). Ce résultat est deux fois moins élevé que celui de l'étude Somsé **(20)** qui a porté sur l'ensemble des patients du CESAC (avec ou sans charge virale) et montre l'importance du suivi biologique par la charge virale dans la prise en charge des PvVIH.

6.1.2.3.2 *La rétention*

Le taux de la rétention globale dans notre cohorte était de 73,3 %. Ce taux est supérieur à celui obtenu par Somsé (62,1%) **(20)** et montre également l'influence de la réalisation des charges virales sur la rétention. On notait également dans notre étude une diminution du taux de rétention sous ARV en fonction du recul : 94,31 % à 6 mois et 85,89 % à 24 mois. Ces résultats sont superposables à ceux obtenus au Malawi : 78 % à 6 mois et 62,9 % à 24 mois, au Cameroun : 85 % à 6 mois et 62 % à 24 mois, au Kenya : 86 % à 6 mois et 66 % à 24 mois **[27]**.

6.1.2.3.3 *Décès*

Dans notre file des patients traités, les patients avec un recul de 48 mois avait le taux de décès le plus élevé 1,6%, suivi de ceux ayant un recul de 36 mois (1,4%), et ceux avec un recul de 6 mois le taux le plus bas 0,88%. Ces résultats concordent avec le taux de 1,9 % trouvé à Brazzaville au Congo mais reste inférieur aux taux de 4,1 %, 5,6% et 9,8 % obtenus respectivement à Nouakchott en Mauritanie, à Bangui en RCA et en Afrique du sud **[28]**. Ces résultats confirment également celui de Lawn en Afrique du Sud qui révèle que la plupart des décès survenait dans la période précédant la mise sous ARV et dans les moindres mesures, dans les 4 premiers mois suivant la mise sous ARV **[29]**.

Ce taux relativement bas dans notre étude est probablement biaisé du fait de l'absence de recherche active des perdus de vue.

6.1.3 Analyse de la charge virale

6.1.3.1 Charge virale indétectable (<25copies /ml)

Nous avons obtenus après analyse sur la base ESOPE chez les patients traités depuis plus de 6mois (n=2322) une proportion de 70,8% ayant eu une négativation de la charge virale après 6 mois de traitement. Notre étude a montré une augmentation progressive des valeurs de charges virales indétectables (de 5,75% à l'inclusion, à 61,64% entre 6-12 mois et 65,28% entre 1-2ans). Nos résultats se rapprochent de ceux de Dollo **(30)** qui a obtenu un taux de 30,2% de charge virale indétectable à 6 mois de traitement ; 67% à 12 mois et 80% à 18mois, et de ceux de Dokekias **(31)** qui a obtenu une charge virale indétectable dans plus de 70% à 12 mois de traitement alors qu'elle était >100000 copies/ml dans plus de 70% des cas avant le traitement. Ces résultats pourraient s'expliquer non seulement par la disponibilité et la gratuité des ARV au CESAC mais aussi par une bonne observance des patients face au traitement. Par ailleurs nous avons constaté au delà de 4ans une diminution par rapport aux valeurs précédente du nombre de valeurs de charges virales indétectables (59,2% au delà de 4 ans de suivi contre 61,6% entre 6 et 12 mois). L'évolution des CV est comparable à celles observées dans plusieurs pays d'Afrique subsaharienne et met en évidence un problème d'échec virologique d'environ 30% dés la première année et augmentant après 4 année de suivi

6.1.3.2 Charge virale élevée (>100000copies/ml)

La proportion de patients traités depuis au moins 6 mois présentant une charge virale >100000 copies/ml lors de la dernière visite était de 13,6%, témoin d'un échec virologique dont la cause est probablement l'inobservance mais faisant suspecter une résistance. Nous avons constaté une diminution des valeurs de charges virales élevées (de 69, 1% à l'inclusion, à 9,05% entre 6-12 mois, 8,8% entre 1-2 ans et 8,5% entre 3-4ans), par ailleurs nous avons également constaté au delà de 4 ans une stabilisation relative du nombre de valeurs de CV élevées (10,4% des charges virales élevées). Messou dans une étude sur l'échec virologique et la résistance chez les adultes infectés par le VIH1 sous traitement antirétroviral en Côte d'Ivoire **(35)** à trouvé que 20% des patients avaient une CV détectable à M6 et 25% à M12, parmi lesquels 7% présente une résistance à M6 et 11% à M12. De même, El-Khatib et Ekstrom dans une étude sur la suppression virologique et l'adhérence au traitement antirétroviral durant les 24 premières semaines chez les femmes en Afrique du Sud **(36)** ont trouvé que 7% des femmes avaient une CV> 400copies/ml après 24 semaine de traitement. Touré´**(32)** a trouvé également que 14,2% des patients sous traitement ARV développaient une résistance 1 à 2 ans après l'initiation du traitement.

6.1.3.3 Charges virales et caractéristiques sociodémographiques et cliniques

6.1.3.3.1 *L'âge*

Dans notre étude, les adultes de plus de 30ans étaient les plus nombreux à avoir une charge virale indétectable p<0,001 ; ceux de la tranche d'âge 16-29ans étaient les plus nombreux à avoir une charge virale élevée (16,5%). Ces résultats concordent avec ceux de notre littérature ou le Dr Gaud dans son étude sur être séropositif et avancé en âge a montré que la majorité des patients de plus de 61 ans avaient une charge virale indétectable au cours de leur suivi **(34).** L'avancé en âge responsable d'effet positif sur la maladie avec atteinte plus facile de charge virale indétectable pourrait s'expliquer par le fait que les adultes de plus de 30ans sont plus conscients de leur statut, et donc mieux disposés a suivre le traitement (bonne observance) contrairement aux adultes de 16-29 ans qui parfois ne prennent pas conscience de la gravité de la pandémie malgré les campagnes de sensibilisation.

6.1.3.3.2 *Le sexe*

Apres l'analyse sur la base ESOPE, la proportion de charge virale indétectable ne différait pas entre les femmes (71,7%) et les hommes

(68,5%), p=0,12. De même que la proportion de charge virale élevée, 13,6% chez l'homme et la femme.

6.1.3.3.3 *Situation matrimoniale*

Au cours de notre étude, nous avons constaté que les célibataires avaient le plus faible pourcentage de CVi et le plus fort pourcentage de CVe. Ceci pourrait s'expliquer par les mêmes raisons que pour la tranche d'âge.

6.1.3.3.4 *La profession*

Nous avons fait le constat au cours de notre étude qu'il n'y avait pas de différence statistique significative entre les professions que ce soit pour les charges virales élevées ou les charges virales indétectables.

6.1.3.3.5 *Lieu de résidence*

Au cours de notre étude, nous n'avons noté aucune différence statistique en fonction du lieu de résidence, p=0,49.

6.1.3.3.6 *Le niveau d'étude*

Au cours de notre étude, nous avons fait le constat pour les CVi qu'il n'y avait pas de différence statistique significative entre les différents niveaux d'étude. Par contre, le pourcentage de CVe diminuait avec le niveau scolaire. Ceci met en exergue la liaison entre le niveau d'éducation et l'observance probablement à l'origine de ces charges virales élevées.

6.1.3.3.7 *Stade clinique OMS*

63,6% des charges virales indétectables étaient au stade 2 de la maladie ; De même 17,9% des patients ayant une charge virale élevée étaient au stade 4. Plus la maladie est découverte rapidement, plus l'indétectabilité de la charge virale est atteinte, d'où l'importance pour les patients de se faire dépister tôt.

6.1.3.4 Charge virale en fonction des schémas et lignes thérapeutique

Au cours de notre étude, les schémas de première ligne thérapeutique étaient l'association 2INTI+INNTI dans 81,1% conformément aux recommandations actuelles de l'OMS **(4)**. L'étude des charges virales indétectables a montré une meilleure performance pour les patients sous

3TC/AZT/EFV (82,9%), les patients sous Triomune présentaient une CV indétectable à 76,4%.De même, l'étude des CV élevées a montré que les patients sous 3TC/AZT/EFV présentaient une charge virale élevée dans 5,6% des cas et ceux sous Triomune dans 8,70% des cas. Pour les autres schémas thérapeutiques, la proportion de CV élevées était beaucoup plus élevée (28,9%), de même les indicateurs étaient plus mauvais pour les CV indétectables. Nos résultats sont supérieusr à ceux d'A.K. Tanon[a] et S.P. Eholié **(33)** qui ont obtenu un pourcentage de patients ayant une charge virale indétectable à M24 de 66 % sous Efavirenz, et à ceux de Haidara qui a obtenu que 55,8% des patients sous Triomune avaient une charge indétectable **(4)**.

6.1.3.5 Evolution des patients ayant au moins une charge virale et sous traitement en fonction de l'année

Le nombre de patients ayant ou moins une charge virale suivi et mis sous ARV a augmenté progressivement jusqu'à 2007 puis a diminué jusqu'en 2010 (2,7%). Cela est probablement dû dans un premier temps aux actions de sensibilisation et dans un deuxième temps à la création d'autres sites de prise en charge des PV-VIH dans le District de Bamako et les grandes villes du Mali. La diminution du nombre de patients ayant au moins une charge virale pourrait aussi s'expliquer d'une part par le coût élevée de cette analyse pour les patients, et d'autre part par l'arrêt de la réalisation de la charge virale dans la plupart laboratoires de Bamako.

7. Conclusion et Recommandations

7.1 Conclusion

La prise en charge biologique des PVVIH a connu des progrès considérables au Mali avec la vulgarisation de la gratuité des antirétroviraux et du suivi biologique. Notre étude a cherché à évaluer les réponses virologiques de cette chaîne de prise en charge. Cette étude analytique qui a porté sur la charge virale des PVVIH sous ARV au CESAC de Bamako a permis de mettre à jour la base informatique de données Esope. Nous avons enregistré à cet effet 3051 patients répondant aux critères d'éligibilité de notre étude (au moins une charge virale faite et sous TAR) avec une prédominance féminine à 70,76 %. L'âge médian était de 33 ans. Les ménagères, les mariés et les non scolarisés étaient les plus représentés. Par ailleurs, la majorité des patients étaient aux stades cliniques 2 et 3 de l'OMS, étaient infectés par le VIH1 et découverts par suspicion clinique. 59,1% des patients avaient eu une prescription de Triomune et 58,9% au cours de la dernière visite. La rétention globale chez ces patients avec CV était de 78,3%%, nettement plus élevée que chez l'ensemble des patients.

Chez les patients traités depuis plus de 6 mois (n=2322), la proportion de patients ayant eu une négativation de la charge virale de traitement était de 70,8%. L'indétectabilité de la charge virale était liée à l'âge (plus de CVi dans la tranche d'âge >30ans) ; au stade clinique (les patients du stade 1 et 2 avaient une proportion de négativation supérieure aux patients de stade 3 et 4), aux circonstances de découvertes ; et non liée au sexe, à la profession, au lieu de résidence, au niveau d'étude. Le pourcentage de CVi au cours du suivi est passé à 61,6% entre 6 et 12 mois, a ensuite légèrement augmenté progressivement entre 1 et 2 ans, pour ensuite diminuer avec les années, 59,2% au delà de 4 ans de suivi. L'étude des CVi en fonction du schéma thérapeutique a montré une meilleure performance pour les patients sous 3TC/AZT/EFV. Les patients sous le schéma de première ligne national (3TC/d4T/NVP) présentaient une charge virale indétectable de 76,4%. Pour l'ensemble des autres schémas thérapeutiques, les indicateurs étaient plus mauvais (CVi : 54,0%).

La proportion de patients, traités depuis au moins 6 mois, présentant une charge virale supérieure à 100000 copies/ml lors de la dernière visite était de 13,6%, témoin probable d'un échec virologique ou d'une résistance au traitement. La CVe était liée à l'âge (proportion de CVe diminue avec l'âge), aux stades cliniques, à la situation matrimoniale (les célibataires avaient le plus grand nombre de pourcentage de CVe), au niveau d'étude (la proportion de CVe avait tendance à diminuer avec l'augmentation du niveau scolaire) ; et non liée au sexe, aux circonstances de découverte, et à la profession. L'étude des charges virales élevées en fonction du schéma thérapeutique a montré une meilleure performance pour les patients sous 3TC/AZT/EFV. Les patients sous le schéma de première ligne national (3TC/d4T/NVP) présentaient une charge virale élevée dans 8,3% des cas. Pour l'ensemble des autres schémas thérapeutiques, cette proportion était beaucoup plus élevée (28,9%).

Notre étude nous a permis de voir l'importance de la charge virale dans le suivi de la prise en charge des PvVIH, de mettre en évidence un problème d'échec thérapeutique et une influence probable du suivi de la réalisation de la charge virale sur la rétention des patients au traitement ARV.

7.2 Recommandations

*Au niveau du site de prise en charge

-Améliorer le circuit de l'information (dossiers, archives)

-Renforcer la supervision interne de la qualité de saisie

-Améliorer les capacités matérielle informatiques (ordinateurs, sauvegarde)

-Privilégier une saisie en temps réel pour les médecins

-Renforcer la procédure de saisie des bilans biologiques et la recherche active des perdus de vue

- Mener une étude des facteurs de risques d'échec virologique et sur les mutations génotypiques

*Au niveau des prescripteurs

-Remplir correctement les dossiers (en mentionnant toutes les données biologiques et cliniques)

-Encourager la saisie des données des patients en temps réel en vous impliquant afin d'améliorer la qualité des données enregistrées

-Encourager le suivi actif des patients par la prescription de charge virale plasmatique dans les bilans de suivi et de contrôle

- Renforcer l'éducation thérapeutique afin de favoriser l'observance

- Remplacer le schéma thérapeutique de 1er ligne 3TC/d4T/NVP (Triomune®) par un schéma ne comportant par la stavudine (d4T)

- Dépister précocement les échecs virologiques par prescription de la charge virale

- Changer de ligne thérapeutique dès suspicion d'échec virologique

-Renforcer l'éducation thérapeutique en incluant une stratégie de conseils pour les patients présentant les risques liés à la non rétention et à l'observance.

*Aux opérateurs de saisie

Redoubler de vigilance dans la saisie des dossiers des patients, saisir la totalité des examens biologiques en particulier la charge virale et le taux de CD4

*Aux autorités politiques et sanitaires

-Poursuivre la gratuité des ARV et des examens biologiques afin d'avoir une bonne observance

-Favoriser la réalisation des charges virales au niveau des laboratoires

-Multiplier les sites de PEC

-Renforcer la sensibilisation au niveau de la population afin d'améliorer le soutient auprès des parents dans le but de minimiser les risques d'arrêt de traitement

-Améliorer les conditions socio-économiques et intellectuelles de la population

-Encourager les PVVIH à fréquenter les centres de prise de charge afin de suivre les causeries entre patients et les conduites à tenir pour mieux vivre en société

*Aux patients

-Etre observant dans leur PEC

-Faire un bilan biologique de contrôle tous les six mois (dosage du TCD4 et charge virale plasmatique)

8. Références bibliographiques

1. Cissé Y. Le profil de la charge virale chez les femmes enceintes sous ARV suivi dans le service de gynécologie et d'obstétrique du CHU Gabriel Touré. Thèse de pharmacie. Faculté de médecine pharmacie et d'odontostomatologie de Bamako ; 2009, n° 09-P-44

2. Omar AA, Jnaoui K, Youmbi JC, Kabamba BM, Ruelle J,Tulkens PM, Wallemacq, Goubou P. L'infection par le virus de l'immunodéficience humaine et son traitement au Mali. Louvain médical(LM) 2009 ; 14 :1-10.

3. ONUSIDA. Résumé d'orientation ; rapport sur l'épidémie mondiale 2008.

4. Haidara Y. Evolution de la charge virale et du taux de CD4 dans une population de malades traités par l'association fixe de 3TC+D4T+NVP. Thèse de pharmacie. Faculté de médecine pharmacie et d'odontostomatologie de Bamako ; 2008, n°89

5. Carter M. Taux de cellules CD4, la charge virale et autres tests, première édition française 2009 (consulté le 01/01/2011).URL : www .aidsmap .com.

6. Lot F. Épidémiologie situation actuelle et tendances dans : VIH. Rueil-Malmaison : Doin, 2004:39-51.

7. Bazechouin J. Issue des grossesses survenues chez les patientes sous traitement antirétroviral au CHU Gabriel Touré. Thèse de médecine. Faculté de médecine pharmacie et d'odontostomatologie de Bamako ; 2010, n°10-M-472

8. Poizot M. Médecine et maladies infectieuse choix du traitement de première ligne chez les patients infectés par le VIH1. (Consulté le 10/02/2011).URL : www.sciencedirect.com.

10. **Patrick Y.** Prise en charge médicale de personnes infectées par le VIH. Edition Flammarion. 2006 : 369

11. **Greder A, Belani C, chaplain A, boussairi.** Stratégies d'exploitation fonctionnelle et de suivi thérapeutique suivi biologique de l'infection à VIH chez l'adulte. (Consulté le 10/02/2011).URL : www .sciencedirect.com.

12. **Pialoux G.** Suivi et prise en charge thérapeutique de l'infection au VIH. (Consulté le 11/02/2011).URL :http://elsevier.com/direct /EMCMED/.

13. **Slama C, Camus C, Pialoux G, Gharakhanian S.** Médecine et maladie infectieuse, l'observance thérapeutique au cours de l'infection VIH. (Consultéle 11/02/2011).URL :www.sciencedirect.com.

14. **Ministère de la santé publique république du Cameroun.** Directives nationales de prises en charge des PVVIH par les antirétroviraux. 2007 ; 1-44

15. **OMS, UNICEF, ONUSIDA.** Messages clés : Vers un accès universel. Etendre les interventions prioritaires liées au VIH/SIDA dans le secteur de la santé : Résumé analytique. OMS 2009 ; 3 :1-3.

16. **Guide pour les professionnels de la santé du Québec.** La thérapie antirétrovirale pour les adultes infectés par le VIH. Edition produite par la direction des communications du ministère de la santé et des services sociaux du Québec, 2007 :148

17. **Itoua A.** Les aspects cliniques du SIDA en Afrique. Rev prat 1990;15 :4-8.

18. **Jonhson C.** La charge virale et la méthode PCR. (Consulté le 14/02/2011).URL : http://www.sidasanté.com/mestests /PCR/chargevirale et pcr.htlm.

19. **Perlemuter L, Perlemuter G.** Guide de thérapeutique. 6ieme édition. Masson ; 2010.

20. **Somsé L**. Etude de la rétention des patients sous ARV suivis au CESAC de Bamako. Thèse de médecine. Faculté de médecine pharmacie et d'odontostomatologie de Bamako ; 2010, n°10-M-551

21. **ESTHER.** ESOPE, suivi de la prise en charge des traitements antirétroviraux, manuel de l'utilisation version 4 .0 ; 2008.

23. **Traoré M**. Analyse de la file active des PVVIH au niveau du service d'hépatogastro-entérologie du CHU Gabriel Touré à partir du logiciel ESOPE. Thèse de pharmacie. Faculté de médecine pharmacie et d'odontostomatologie de Bamako ; 2010, n°11-P-8

24. **Diarra B**. Les changements thérapeutiques chez les patients sous ARV au CESAC de Mopti de janvier 2006 à décembre 2007. Thèse de pharmacie, Bamako ; 2008, n° 72

25. **Coulibaly B** : Prévalence et facteurs de risque de perte de vue des patients VIH-séropositifs inclus à l'hôpital du Point G. Mémoire 2ème année Master Santé publique ;2009 ;Bamako ;49.

26.**Thiam P**. Les changements des schémas thérapeutiques au cours du traitement antirétroviral de l'infection par le VIH. Thèse, Pharm, Bamako, 2006 ; n⁰38

27. **Rosen S, Fox MP, Gill C.** Patients Retention in Antiretroviral Therapy Programs in Sub-Saharan Africa: A Sytematic Review. Plos Med 2007; 4:1691-701.

28. **Mouala C, Adam G, Courpotin C, Fikouma V, Gentilini M et al**. Dix ans d'engagement auprès des personnes vivant avec le VIH SIDA: Evaluation

de la prise en charge dans trois centres de traitement ambulatoire de la croix rouge Francaise en Afrique. Sante 2008; 18:89-95.

29. Lawn DS, Myer L, Harling G, Orrel C, Bekker LG, Wood R. Determinants of mortality and nondeath losses from an antiretroviral treatment service in South Africa: Implication for Programm evaluation. Clin Infect Diseases 2006; 43: 770-6.

30. Dollo M. Evolution de la charge virale plasmatique et du taux de CD4 chez une cohorte de 930 patients sous ARV suivi sur 18 mois au laboratoire privé ALGI à Bamako.These de pharmacie. Bamako ;2010

31. Dokekias E, Atipo G, Dzia A, Bokilo, P, Ntsimba M , Nsito A, et al. Evaluation du traitement antirétroviral chez les adultes infectés par le VIH suivi au service d'hématologie du CHU de Brazzaville. Thérapeutique 2008; 2:109-112.

32. Karcher H, Omondi A, Oderat J, Kunz A, Harms G. Risk factors for treatment denial and loss to follow-up in a antiretroviral treatment cohort in Kenya. Trop Med 2007; 12:687-94

33. Tanon A' Eholié S, Kra F, Ello E, Ehui E, Aoussi A, et al. Efavirenz versus indinavir chez les patients naïfs infectés par le VIH-1 à Abidjan Côte d'Ivoire. Service des maladies infectieuses et tropicales 2008 ; 3 :1-2

34. Gaud C. Etre séropositif et avancé en âge.(consulté le 01/06/2011).URL :www.vivre avec la vih.com.

35. Messou E, Chaix M, Gabillard D, Minga A, Losina E, Yapo V,et al. Association between medication possession ratio, virologic failure and drug resistance in HIV-1-infected adults on antiretroviral therapy in Côte d'Ivoire. J Acquir immune Defic Syndr.2011; 56(4):356-64.

36. El-Khatib Z, Ekstrom A, Coovadia A, Abrams E, Petzold M, Katzenstein D et al .Adherence and virologic suppression during the first 24 weeks on antiretroviral therapy among women in Johannesburg, South Africa-a prospective cohort study. BMC public health.2011; 11:88

Fiche signalétique

Noms : Lemegne Mvukap
Prénoms : Liliane Pélagie
Titre : analyse et évolution de la charge virale plasmatique du VIH/SIDA chez les patients sous traitements ARV au CESAC de Bamako
Année de soutenance : 2011
Ville de soutenance : Bamako
Lieu de dépôt : Bibliothèque de la faculté de médecine de pharmacie et d'odontostomatologie de Bamako(Mali)
Secteur d'intérêt : Epidémiologie VIH/SIDA, Maladies infectieuses

Résumé

La gratuité des ARV et du suivi biologique décrétée depuis 2004 au Mali a contribué à l'accélération de la couverture thérapeutique et des examens biologiques. Le but de notre étude était de chercher à évaluer l'importance de la réalisation de la charge virale plasmatique au cours de la prise en charge des PVVIH. Cette étude analytique des patients sous ARV au CESAC de Bamako a permis de mettre à jour la base informatique de données Esope et d'enregistrer 3051 patients sous traitement ARV et ayant au moins une charge virale plasmatique. Une prédominance féminine à 70,76 % a été notée, L'âge médian était de 33ans. Les ménagères, les mariés et les non scolarisés étaient les plus représentés. Par ailleurs, la majorité des patients étaient aux stades cliniques 2 et 3 de l'OMS, étaient infectés par le VIH1 et découverts par suspicion clinique. 59,1% des patients étaient sous Triomune à la prescription et 58,9% au cours de la dernière visite. Chez les patients traités depuis plus de 6 mois (n=2322), la proportion de patients ayant eu une négativation de la charge virale de traitement était de 70,8%. L'indétectabilité de la charge virale était liée à l'âge (plus de CVi dans la tranche d'âge >30ans) ; au stade clinique (les patients du stade 1 et 2 avaient une proportion de négativation supérieure aux patients de stade 3 et 4), aux circonstances de découverte ; et non liée au sexe, à la profession, au lieu de résidence, au niveau d'étude. Le pourcentage de CVi au cours du suivi est passé à 61,6% entre 6 et 12 mois, a ensuite légèrement augmenté progressivement entre 1 et 2 ans, pour ensuite diminuer avec les années, 59,2% au delà de 4 ans de suivi. L'étude des CVi en fonction du schéma thérapeutique a montré une meilleure performance pour les patients sous 3TC/AZT/EFV. Les patients sous le schéma de première ligne national (3TC/d4T/NVP) présentaient une charge virale indétectable de 76,4%. Pour l'ensemble des autres schémas thérapeutiques, les indicateurs étaient plus mauvais (CVi : 54,0%).

La proportion de patients, traités depuis au moins 6 mois, présentant une charge virale supérieure à 100000 copies/ml lors de la dernière visite était de 13,6%, témoin probable d'un échec virologique ou d'une résistance au traitement. La CVe était lié à l'âge (proportion de CVe diminue avec l'âge), aux stades cliniques, à la situation matrimoniale (les célibataires avaient le plus grand nombre de pourcentage de CVe), au niveau d'étude (la proportion de CVe avait tendance à diminuer avec l'augmentation du niveau scolaire) ; et non lié au sexe, aux circonstances de découvertes, et à la profession. L'étude des charges virales élevées en fonction du schéma thérapeutique a montré une meilleure performance pour les patients sous 3TC/AZT/EFV. Les patients sous le schéma de première ligne national (3TC/d4T/NVP) présentaient une charge virale élevée dans 8,3% des cas. Pour l'ensemble des autres schémas thérapeutiques, cette proportion était beaucoup plus élevée (28,9%). Notre étude nous a permis de voir l'importance de la charge virale dans la prise en charge des PvVIH et met en évidence un problème d'échec thérapeutique et une influence probable du suivi de la réalisation de la charge virale sur la rétention.

Mots clés : VIH/SIDA, Charge virale plasmatique, ARV, CESAC, Bamako

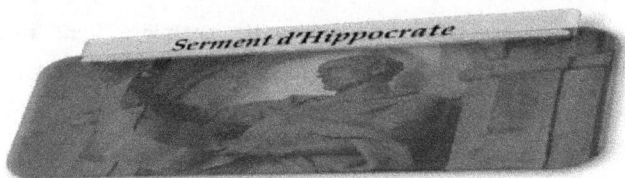
Serment d'Hippocrate

En présence des Maîtres de cette faculté, de mes chers condisciples, devant l'effigie d'Hippocrate, je promets et jure au nom de l'Être Suprême, d'être fidèle aux lois de l'honneur et de la probité dans l'exercice de la médecine.

Je donnerai mes soins gratuits à l'indigent et je n'exigerai jamais un salaire au dessus de mon travail, je ne participerai à aucun partage clandestin d'honoraires.

Admis (e) à l'intérieur des maisons, mes yeux ne verront pas ce qui s'y passe, ma langue taira les secrets qui me seront confiés et mon état ne servira pas à corrompre les mœurs, ni à favoriser le crime.

Je ne permettrai pas que les considérations de religion, de nation, de parti ou de classe sociale viennent s'interposer entre mon devoir et mon patient. Je garderai le respect absolu de la vie humaine dès la conception. Même sous la menace, je n'admettrai pas de faire usage de mes connaissances médicales contre les lois de l'humanité.

Respectueux (se) et reconnaissant (e) envers mes maîtres, je rendrai à leurs enfants l'instruction que j'ai reçue de leur père.

Que les hommes m'accordent leur estime si je suis fidèle à mes promesses.

Que je sois couverte d'opprobre et méprisée de mes confrères si j'y manque.

Je le jure!

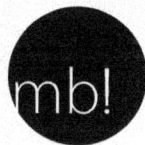

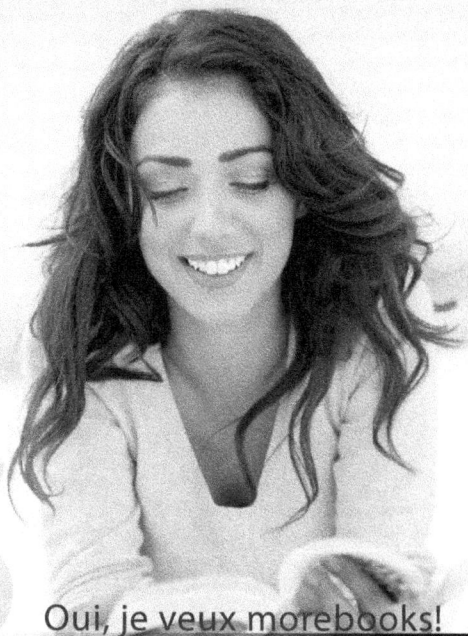

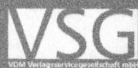

www.ingramcontent.com/pod-product-compliance
Lightning Source LLC
Chambersburg PA
CBHW021108210326
41598CB00016B/1371